口腔门诊内运营管理

刘恺鹏　著

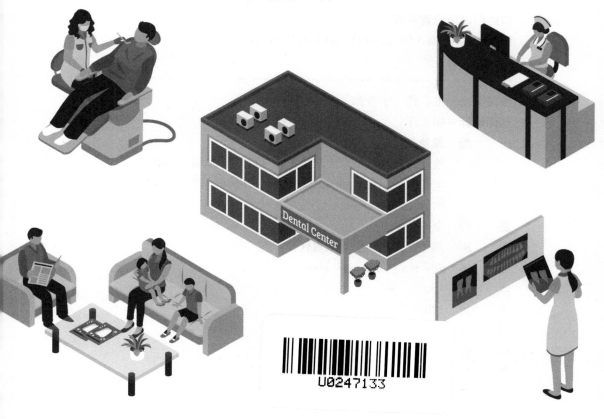

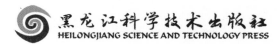

黑龙江科学技术出版社

HEILONGJIANG SCIENCE AND TECHNOLOGY PRESS

图书在版编目（CIP）数据

口腔门诊内运营管理 / 刘恺鹏著 . -- 哈尔滨：黑
龙江科学技术出版社，2024. 7. -- ISBN 978-7-5719
-2420-1

Ⅰ. R197.5

中国国家版本馆 CIP 数据核字第 2024WJ1327 号

口腔门诊内运营管理

KOUQIANG MENZHEN NEIYUNYINH GUANLI

刘恺鹏　著

责任编辑	王　姝　于新祁	
封面设计	徐　洋	
出　　版	黑龙江科学技术出版社	
	地址：哈尔滨市南岗区公安街 70-2 号　邮编：150007	
	电话：（0451）53642106 传真：（0451）53642143	
	网址：www.lkcbs.cn	
发　　行	全国新华书店	
印　　刷	黑龙江龙江传媒有限责任公司	
开　　本	787 mm×1092 mm　1/16	
印　　张	15	
字　　数	170 千字	
版　　次	2024 年 7 月第 1 版	
印　　次	2024 年 7 月第 1 次印刷	
书　　号	ISBN 978-7-5719-2420-1	
定　　价	79.80 元	

自序

我的职业理想，是一个值得思考的话题。

它不同于小时候讲的梦想。想当"老师"，想当"司机"，想当"会计"，等等，这些小时候对长大以后所做工作的单纯的向往其实太朴素、太幼稚，只描述了一个未来想干的活儿，但未必是真正意义上的职业理想。

它也不同于老人们口中所讲的谁在大公司、谁在当老板、谁在国外等等所谓光鲜亮丽的"体面的"工作，那可能只是在比较，抑或是攀比，似乎只能看谁挣的钱多或者谁的级别更高，直接印证了"名利"二字，也不是应该追求的职业理想。

进入不惑之年，其实对职业理想的定义有了更深刻的理解和向往。不一定是去干什么活儿，也不一定是简单地追求名利。

我的职业理想，可能更多的是追求某种程度的自我实现。

回顾我之前的人生道路，可以说是既单纯又复杂。从上学开始，就可以算得上是一名学霸，单纯是追求成绩、追求名次、追求好的升学道路。理科的逻辑思维训练培养了我凡事都要一探究竟的钻研精神，同时也正是因为这份对事物的好奇心，又使我的成长道路变得复杂起来。从出国留学开阔视野，到进入外企工作，再到获得精益六西格玛的管理黑带认证，不知不觉中，我的工作已经离我的专业——化学渐行渐远。其实在这样的过程中，我可能更多的是源自一份压力，一份不安全感，才走出了这样一条单纯且复杂的道路，获得好的名次，就可以进入好的学校；要有丰富的经验，简历才显得漂亮；要争取更多的有挑战的工作机会，才可以获得升职加薪；有了足够的能力，才有长久的职业生命力，才可以在大城市生根立足。

包括我自己在内的许许多多的身边的朋友都会问："你一个化学博士，怎么想到做口腔机构的运营管理？"我现在正在干一件做梦也想不到的工作，肯定不是小时候的梦想，也一定不是老人口中"体面的"工作。自己在此期间不断地拓宽自己的知识面、学习新的东西、接触新的朋友、尝试新的挑战，同时也在不断地反问自己，这条道路是否正确，自己的能力是否有发挥的空间，这个行业里是否需要像我这样的人……从而坚定自己并且更加专注于自己。也许最近的这短短几年是过去几十年的加速版，是单纯且复杂的，也是高速迭代的。坚定自己强大的逻辑思维能力，不断地去洞察存在于口腔行业的各种形态，从而探索及开发合适的口腔机构运营管理之道。站在当下，可以说已经颇有收获。俗话说：男怕入错行。现在我可以放心地说，中国口腔行业，我没有选错。

放眼未来，我希望自己能有转型。不再是在单纯且复杂的道路上提速，而是可以提升到另外一个"自我实现"的境界中。每个人都是渺小的，只有在国家大势中，才可以扮演一点点角色，以及可以实现一点点的职业理想。

医疗行业是一个慢性的行业。在中国各行各业已经发生了如此深刻的变化的当下，医疗行业仍然是步履蹒跚地缓慢前行。不过，这也许就是给我留下的历史机遇。我可以看着、学着、跟着其他行业的发展路径，逐步地选择性地将其应用在医疗这个慢性的行业中。而且在医疗行业中口腔医疗的市场化程度最高，口腔医疗会是医疗行业的先驱。当然，现在的中国还处在全球信息技术革命的浪潮中，而且也已在引领全球信息技术发展的方向。口腔医疗＋互联网信息化，是给我们提供了一个非常好的行业变革窗口期。既可以享受别的行业已经发展起来的成熟经验，又可以结合新兴的互联网信息科技技术，用新的技术在前人的基础上改造传统行业。

马斯洛需求理论的五个层次，最高层就是自我实现。我要自我实现什么呢？跟着国家大势，做外部环境需要我做的事情。科学地运营管理口腔机构，服务医生、服务客户。

我自己已经步入口腔行业十年有余，以企业经营管理的视角服务了从社区型诊所到大型口腔上市公司的各种规模的口腔医疗机构，也服务了处于从诊所初建到门诊发展进入瓶颈以及创始人退休机构需要传承的各个发展阶段的口腔医疗机构。

我希望编辑本书，给自己的十年口腔管理从业经历做一个总结，也希望给广大的口腔行业从业者一点点启发。

中国口腔行业正在经历大变革，与口腔行业诸君共勉！

刘恺鹏

2024 年 5 月于杭州

目录

第一章　口腔门诊内运营管理系统搭建

第二章 口腔门诊内运营管理之使命和目标

第三章　口腔门诊内运营管理之组织结构

第四章　口腔门诊内运营管理之关系和流程

第五章　口腔门诊内运营管理之奖励和激励

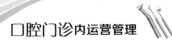

第六章　口腔门诊内运营管理之支持和工具

第七章　口腔门诊内运营管理之管理领导力

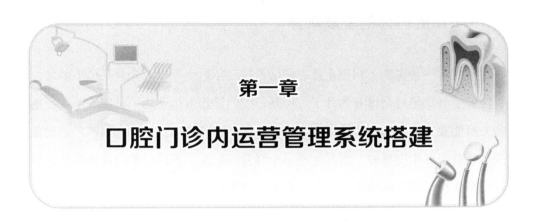

第一章

口腔门诊内运营管理系统搭建

　　什么是口腔门诊内运营管理？即使是很多口腔门诊的开业医生可能也不太清楚内运营管理要做些什么工作。所谓口腔门诊内运营管理，大家首先能想到的就是招聘有能力的专业技术强的医生，或者做活动做营销吸引客户来门诊就诊以及转化升单开发高客单价的治疗项目。除此之外的其他管理事务似乎都不那么重要，因为对于大多数开业医生来说，自己既是老板也是具有专业技术的医生，从业一段时间之后也积累了一定数量的客户，门诊可以经营得不错。确实，以上表述的逻辑没什么问题，但是本书中所讲的口腔门诊内运营管理是站在门诊长期发展的角度来讲的。在不同的发展阶段，口腔门诊需要建设不同的核心能力，内运营管理也是口腔门诊需要重点建设的核心能力之一。在本章中，我们就分别探讨一下口腔门诊的发展规律，内运营管理的内容及重要性、遇到的"熵增"障碍以及内运营管理体系的持久性建设。

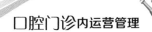

1.1 口腔门诊的发展规律

有这样一种说法，初创企业一般活不过三年。十年以上企业是凤毛麟角，百年老字号那绝对是稀有物种了。但是口腔门诊作为企业的一种特殊形式，生命力可能要比一般的企业长得多，原因在于其特殊的那一点——口腔门诊的业务是靠骨干医生支撑的，而医生是一个终身的职业。所以口腔门诊的经营管理目标是保持长期稳定地为口腔患者服务，同时获取与医疗服务相匹配的收入。

1.1.1 医生主导

口腔门诊的基本属性是医疗机构，而医生一定是医疗机构的主体。我们先不从口腔医疗本身的严谨性和专业度确认医生的主导地位，仅从企业经营的视角来解读一下为什么说口腔门诊一定是医生主导。口腔门诊的经营是需要有客户进店消费口腔治疗项目的，从而为门诊带来营收收入。我们换位思考一下，有口腔治疗诉求的患者进店消费，他期望获得的是由专业技术医生提供的医疗服务，口腔门诊的治疗项目几乎都需要有医生的参与才可以完成，也就是说，如果一家口腔门诊没有医生（或者没有好医生），那么门诊的收入就几乎为零（或者趋近于零）。在医生的主导下，为客户提供科学准确的治疗方案，由临床小团队配合完成牙椅上的各项治疗操作，以及做好预约回访等一系列客户维护工作，最终客户的口腔问题得以解决，客户就可以获得满意的医疗服务，门诊也可以获得相匹配的收入。

所以说，口腔门诊是适合医生主导的。主导，不等于领导。主导的意思是围绕医生来建设合适的内运营管理体系。医生主导有两种表现形式，一种是医生自身来做老板，一切门诊管理都亲自指挥，另一种是医生作为员工，以临床小团队主导者的身份来建设适合自己医疗专业特色的医疗服务。

1.1.2 口腔的消费医疗属性

口腔是消费医疗业态中的重要组成部分。《消费医疗：入局与破局》一书中给消费医疗做了一个相对清晰的定义：消费医疗是指消费者为了满足美好生活的需要、追求功效价值和消费体验且不依赖基本医疗保险支付而选择的医疗服务及产品。

口腔的消费医疗属性决定了口腔门诊的内运营管理需要兼顾支撑医疗行为和消费体验两重属性。医疗行为需要严谨地科学地为客户的具体口腔问题提供解决方案。往往医生的诊疗理念、技术特长，以及客户口腔问题的复杂性会使得医疗行为需要追求个性化。而客户又很重视接受医疗服务时的体验，客户会综合比较后选择满意的口腔门诊进行消费，因此，口腔门诊处于一个市场竞争的局面。所以口腔门诊总是希望能够更高效地获得口腔医疗服务的收入，以便收获合适的门诊收益，因此，口腔门诊又希望医疗服务的供给是标准化的，因为标准化是一切商业经营的前提。

个性化和标准化的融合给口腔门诊的内运营管理建设提出了很高的要求，但也很切合消费医疗机构经营的本质。消费医疗，首先是医疗，提供的是医生和医疗服务，所以个性化地解决客户的口腔问题是服务的根本目的；但是口腔的消费属性又需要我们搭建内运营管理系统时能够用合理的标准化管理体系让医疗服务可以更高效地组织起来，为门诊获得稳定的持续收益，既要维持门诊的正常运转，也不能一味逐利导致过度商业化。

口腔医疗的消费医疗属性，决定了它首先要保持医疗的严谨性，但又不能局限于医疗本身，还需要用合适的商业行为路径来做好经营管理，同时还不能

3

过度商业化。所以为口腔医疗行为的商业运行提供合适的支撑就是口腔门诊内运营管理的目标和要求。

1.1.3 口腔医疗行为的商业视角

从诊疗行为来看，不同于其他医疗行为多数需要检验科室的配合及施加药物进行治疗，口腔医疗行为主要集中在医生的口内操作上。

从商业的视角来审视一下，客户来口腔门诊消费，购买的是医生提供的医疗服务，而这样的服务是通过"二手"或是"四手"甚至是"六手"来完成的，所以我们可以理解为，每个口腔医生团队都是一个手工劳动的作业单元。

所以口腔门诊内运营管理的目标就是在充分保证每个口腔医生小团队的个性化医疗服务行为的前提下，用相对标准化的管理框架来高效地支撑门诊内各个口腔医生小团队的临床工作运转，以达到为客户提供优质医疗服务体验的目的。

这里需要明确的是，所谓标准化，不是去对医生临床医疗行为的标准化，而是对内运营管理系统的标准化；所谓个性化，也只是相对地保证医生的个性化诉求，而不能过度的"一人一策"将管理体系都打破。例如，仅从材料管理的便捷性来要求医生统一只使用唯一的树脂材料就会将标准化凌驾于医疗行为之上，阻碍医生学习新技术的积极性；仅仅按照医生的习惯配置多台牙椅和多名助手而不考虑门诊排班的统筹安排，就会造成门诊资源的浪费，影响门诊的整体发展。

正是因为口腔门诊是医生主导下的消费医疗行为，才使得口腔门诊发展有了不一样的规律。

1.1.4 口腔门诊发展的三个阶段

欧美发达国家的口腔行业比较成熟，已经有很多口腔门诊整个生命周期的案例了。中国口腔行业处于一个高速的成长期，但是可以借鉴成熟市场的经验规律来为我们自身的发展提供指导建议。

Levin Group 是一家专注口腔行业运营管理和市场营销的著名咨询公司，其创始人 Levin 博士在 2021 年发表了一篇关于口腔门诊发展的阶段划分的文章，里面的思考和结论极具启发性。

他指出，口腔门诊的第一个阶段就是"初创期"（start-up phase）。这个阶段一个创始医生可能是从一个退休医生那里接手了一个门诊然后开始经营。这时候创始医生很多的事情都需要亲力亲为，而且由于没有规范的流程体系，需要小团队的主动、热情、协作的素质来高效完成门诊内的各项工作。

第二个阶段是"成长期"（growth phase）。随着业务量和就诊人数的增长，门诊内的临床工作及运营管理工作越来越多，这个阶段需要大量补充人员，快速进行培训以快速地完成门诊内的各项工作。同样的，这个阶段门诊管理仍然没有规范的流程体系。仅靠补充人手是不足以支撑门诊发展到另一个高度的，门诊会渐渐进入平台期。

第三个阶段是"破茧期"（build-up phase）。这个阶段的门诊已经无法按照之前粗放式的发展模式继续下去了，医生需要回归至最喜欢也是最擅长的临床工作中。所以门诊管理就亟须建立规范的内运营管理体系，也需要打造一支有能力的管理团队，专业分工，各司其职，这样门诊的发展就可以突破桎梏，进入二次腾飞阶段。

借鉴一下国外口腔门诊的发展经历，我们可以得出以下结论：

一是，内运营管理体系是支撑医生做好医疗服务的后盾；

二是，医生主导来建设内运营管理体系，需要医生的极大参与度，尤其是在门诊发展的初创期；

三是，选择合适的管理方式，看似分工明确、流程规范的内运营管理体系不应过早应用于门诊发展初创期，靠小团队的热情来做也是好的方式；而当门诊进入成长期之后，就需要有科学搭建的内运营管理体系，不然就会拖累门诊的发展，医生的精力也会被无谓损耗；

四是，口腔门诊的发展过了破茧期，就需要让门诊长期健康地经营下去，随着门诊的进一步发展，内运营管理体系还会在稳态的基础上进行合适的变革以适应新的环境变化。

案例

中国民营口腔在近三十年间得到了蓬勃的发展，处于如上三个发展阶段的口腔门诊均已出现，在这里对它们的状态做个简单的描述：

初创期口腔门诊：20 世纪 90 年代，ＹＺ口腔，创始人Ｃ医生是国内口腔医疗的名校毕业生，毕业后分配至当地公立医院工作。几年之后，Ｃ医生在公立医院的发展受到了限制，很多先进材料和设备不允许采购，新的诊疗项目不允许新增，客户的服务体系过于死板，所以Ｃ医生萌生了自己开口腔门诊的想法。然而在当时获批一张口腔医疗机构牌照是非常难的，而且门诊装修设计也是一无所知，但是Ｃ医生亲力亲为全部完成了这些事情，最终只有一台牙椅的小诊所终于开张了。依靠自己过硬的医疗技术和多年积累的客户群体，诊所虽小，收入却不少，在那个现金支付的年代，每天下班就可以从抽屉中拿走一摞钞票。虽然临床治疗、器械消毒、前台收费、电话回访等事务都由Ｃ医生自己完成，但却很开心，收益也很丰厚。

成长期口腔门诊：2010 年前后，ＹＫＨＹ口腔，创始人Ｘ医生从原供职的口腔门诊离职，重新另选社区新开口腔门诊独立发展。虽然X医生的学历背景并不显耀，但是临床经验十分丰富，对医疗专业的追求也很高，所以5年的时间就在当地发展出了两家门店，共15台牙椅，员工总人数30人左右，是年营业收入近1000万规模的口腔机构。但是X医生没有门诊管理的经验和能力，在发展到如此规模后也感到经营十分吃力，门诊内运营缺乏规范体系，仍然靠人的热情来完成各项事务。比如全团队中没有任何专职后勤人员，招聘、维修等杂事均依靠医生来完成；门诊接待只有一个来了不到半年的员工，其他服务流程几乎为零；没有管理会议，信息传达只是X医生想到就讲；等等。X医生也在市场上寻找好的管理公司提供支持，但是找来的只是帮忙做市场营销活动，业绩冲高一下之后就撤了，留下的是使门诊内部更加混乱的管理体系，X医生处于痛苦的无奈境地。

破茧期口腔门诊：2015年前后，QS口腔，一群从业多年的口腔医生联合创办新型口腔门诊，从一开始门诊建设就引入科学的内运营管理系统，从门诊发展的目标定位，到单店、连锁、总部以及医疗和非医疗的组织建设，到各类门诊现场的精细化客户接诊流程、物品摆放流程、客户信息维护协作流程的规范和优化，到员工薪资核算和绩效评价的科学搭建，再到门诊医疗培训支持、信息化工具使用、客服类市场活动氛围营造，以及针对管理层人员能力的训练，全方位地进行科学建设。在内运营体系的强力支撑下，极大地解除了医生临床团队的"后顾之忧"，让医生可以在小团队的协作下专心维护自己的客户群体，形成良性的老带新的客户循环，门诊稳态良性发展，客户和员工的满意度都非常高。

1.2 口腔门诊内运营管理的内容

口腔门诊内运营管理就是要支撑医生临床团队高效地为客户提供优质的医疗服务。那么内运营管理工作的内容包括哪些方面呢？是不是内运营管理就是做一些看似不起眼的杂事呢？梳理内运营管理的工作内容需要我们借鉴科学的方法学来进行思考，力求做到 MECE（mutually exclusive collectively exhaustive）原则，即穷尽所有的可能并且内容相互独立不重复。

1.2.1 口腔门诊团队的特点

口腔门诊团队最大的特点就是"人"。口腔门诊内运营管理的首要工作就是管"人"。

相信很多口腔从业人员都不会质疑上述这个提法的合理性。但是我们还是希望用科学的视角深刻理解一下这句话的内涵，以便让我们更准确有效地提出合理的解决方案。

在精益管理的方法学理念中，有一个重要的思维方式就是价值流（value stream）。比如工厂生产一件产品，从原材料到各道工序的加工形成半成品以及成品，最终出厂形成销售，在这一整个流程中，从原材料采购到产品销售发生了价值的增值，因此也形成了销售价与采购价的价格差。工厂内部的各项工作都在为产品的增值做出贡献。也就是说，工厂想要获得更大的增值，就需要加强那些增值的行为，去除那些非增值的行为。比如，从手工业生产进化到机器流水线生产，极大地提高了生产效率，强化了价值流的增值行为。价值流的概念在服务业也一样适用，比如，现在餐饮行业广泛使用的扫码点餐就是增值行为，因为它提高了点餐的效率，提高餐厅可以获到更大的增值效益。

我们用价值流来审视一下口腔门诊的增值过程。口腔医疗服务之所以可以有一定的销售价值，那是因为由医生临床团队的各项口内操作组合之后形成了增值，这样增值的"工序"几乎都是由人工来完成的。而这样的人工"工序"由于有很强的医疗属性要求，很难被机器所取代。其他行业中广泛使用的由机器替代人工来加快价值流的方式，在口腔医疗行业就会显得难度比较大。

综上所述，回归到我们内运营管理，其工作方向就不能是让医生临床团队被机器所取代或者是机械性地按程序指令来干活，反而我们必须正视团队中"人"的属性，用合理的机制让小团队的人高效协作，这就是管人的方向。

1.2.2 口腔门诊团队的组织属性

既然口腔门诊团队最大的特点就是"人"，那么一群人在一起为了一个共同的目标而协同工作就形成了组织。

典型的口腔门诊团队的组织内有哪些岗位角色呢？面向客户提供医疗服务的一般有三种岗位角色：医生、助手和客服。他们的一般从业背景和细分岗位职责如表1—1所示。

表1—1 岗位角色的从业背景和岗位职责

角色		从业背景	岗位职责
大类	小类		
医生	综合医生、正畸医生、儿牙医生等	具有执业医生资格的有专业口腔诊疗及操作能力的口腔医生	出诊疗方案，完成口内操作，对医疗结果负责

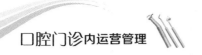
续表

角色		从业背景	岗位职责
大类	小类		
助手	专科助手、全科助手、巡回助手等	具有护理证的口腔护士或未达到独立执医标准的助理医生★	配合医生完成口腔诊疗行为，不对医疗结果负责
客服	前台接待、咨询师、线上客服等	没有专业背景要求，做各类售前售后工作的客户服务人员	配合医疗团队完成口腔医疗服务，营造让客户满意的就诊服务体验

★注：这里对于助理医生的定位，虽然从医疗视角来看，他们是医生的定位和归属，但在未完全独立之前，他们还不能承担医疗结果的责任，工作角色与护士出身的助手类似，故在本书中统一归属为助手。

除此之外，还会存在一些支持性的工作人员，如财务、采购、市场人员等。

所有这些岗位角色就构成了一个基本的口腔门诊团队的组织。但是光有这些角色的人放在一起还不能形成一个有效的组织，这个组织的内运营管理就是要让这个组织内的各类角色高效协作来共同完成为客户提供口腔医疗服务的目标。

那么如何评价口腔门诊团队的组织运转是否健康呢？

1.2.3 组织诊断工具——韦斯伯德六个盒子

口腔门诊内运营管理的核心工作就是组织管理，我们进行组织管理时往往会遇到事务多且杂，没有头绪，管理常常顾此失彼，或者因小失大。我们需要一个方法学工具来帮我们做组织问题的诊断，全面地不重复且不遗漏（符合MECE 原则）地把口腔门诊内运营管理的问题识别出来，然后管理者就可以有针对性地进行统筹解决。

六个盒子模型由韦斯伯德（Marvin Weisbord，宾夕法尼亚大学组织动力学教授）于 1976 年基于组织发展的经验和实践总结提炼而成的，它是一种简单而实用的组织评估模型，以其浅显易懂的方法而为人所熟知，堪称管理人员最常使用的组织评估模型之一。

六个盒子模型工具的内容分别是：使命和目标、组织和结构、关系和流程、奖励和激励、支持和工具、管理和领导力（图 1—1）。

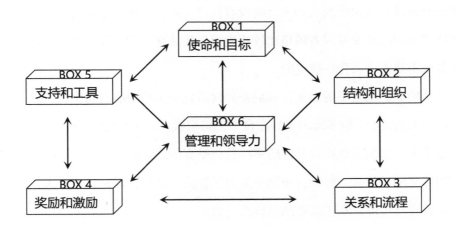

图 1—1　六个盒子模型工具

使命和目标盒子的定义：我们为谁提供了什么价值？所有的组织都必须回答这个问题，但是很多组织对这个问题的回答都未必清晰。很多组织是看到别人活得好，然后冒出来的。但所有的行业领军者对这个问题一定有自己清晰的答案。

结构和组织盒子的定义：我们怎么来分工？使命和目标是所有诊断的起点，接下来是组织架构、关系和流程，这两个盒子同时发生；组织架构表达了我们想用什么样的阵型实现业务目标；没有完美的组织架构，组织架构不能代替我们完成所有的过程管理；对业务组织过程有意识管理才能真正发挥组织架构的作用。

关系和流程盒子的定义：谁应该和谁在一起做什么？在组织中人与人的关系完全是基于大家要一起干一件事建立的。这是这个盒子非常重要的假设，如果没有假设，组织中的人和人之间没有任何关系。这里面强调的应该不是因为团队成员的兴趣爱好或者风格比较相投而自然地在一起工作，因为组织当中的业务流不是由个人喜好决定的。

奖励和激励盒子的定义：我们是如何激发员工动力的？这个盒子就是讲如何激发人的动力，很多组织领导在台上讲得很激动，员工在底下说就那么回事。激励就是员工知道你在台上讲的那些目标是真的还是假的，你到底激励了谁，你到底奖励了什么。奖励、激励不是为了让员工高兴，而是让所有人知道，为了实现客户价值，真正需要的是什么行为。

支持和工具盒子的定义：我们需要的协调机制是怎样的？组织黏合在一起的介质，让组织成为一个带有不同需求的个体的集合。帮助机制就像组织中的有效媒介，它使组织中的各个部分成了一个有机的整体。帮助机制决定我们在组织中能否有足够的协调手段，仔细观察组织，就会发现帮助机制都是在无意识中建立的，缺一个就会建一个。随着组织发展，帮助机制就像打补丁。帮助机制建立的目的是让主业务流运作得更加顺畅，并且让组织中的人员更舒服，体验更好。

　　管理和领导力定义：领导团队能否将盒子保持平衡？这个盒子指的是领导团队，领导团队的重要工作就是让其余五个盒子保持平衡。在第六个盒子中，第一个盒子和第六个盒子尤为重要。这个盒子中，领导团队是否有足够的领导和管理能力？是否有足够的协调手段去获取各种信息和反馈？管理和领导者是否有能力使每个盒子之间保持平衡呢？这需要领导者对组织的状况进行判断和调整。还要看领导者和管理者如何把这一整套的盒子串联起来。前面五个盒子能很好地发现问题所在，也可以找到很好地解决问题的方式，到第六个盒子里，如果管理者领导能力不足，那之前做的就都没有意义了。

1.2.4 六个盒子工具在口腔门诊内运营管理中的应用

　　六个盒子的方法学工具是本书组织口腔门诊内运营管理的核心思路框架。口腔门诊管理者可以依照本书中总结的口腔门诊组织诊断六个盒子自检表（表1—2）来进行门诊内运营管理自检，自检一下口腔门诊管理状态是否健康。

表 1—2　口腔门诊组织诊断六个盒子自检表

盒子	自检内容
使命和目标	现阶段门诊团队的重点工作目标是什么？招聘，组织调整，某单项业绩冲刺，大型活动？ 年度 / 季度 / 月度的业绩目标是什么？ 团队建设的重点方向是什么？目前的短板是什么？ 对成本控制的目标是什么？对财务利润表的反馈有哪些？

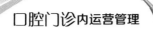

续表

盒子	自检内容
结构和组织	现门诊团队对临床工作各项任务是否存在管理真空带？或重叠管理？（管事） 现组织员工的汇报关系是否清晰？是否有员工无人管？或重叠管理？（管人） 现团队中员工能力是否存在"高能低聘"或"低能高聘"的现象？应该如何调整？ 是否需要增、减或调整部分员工？对员工要求是什么？
关系和流程	从客户的现场就诊流程出发，是否有"质量"和"效率"的问题？（人流） 从器械／物品的流转流程出发，是否有"质量"和"效率"的问题？（物流） 从客户维护的临床团队内部信息流转流程出发，是否有"质量"和"效率"的问题？（信息流） 从管理层／总部与临床员工的管理事务信息流程出发，是否有"质量"和"效率"的问题？（信息流）
奖励和激励	员工薪资相关的管理事宜，员工入职定级？晋升薪资调整？年终考评调薪？ 激励相关的管理事宜，团队短期激励方案是否合适？管理层的中长期激励是否合适？ 对薪资体系的整体方案有无反馈意见？是否有个别员工的薪资干扰了正常的体系？ 面向员工的薪资解释或预告是否需要总部支持？
支持和工具	医疗及其他技能的培训工作是否到位？与医疗部的衔接是否到位？ 各类 IT 系统及临床设备的运行是否正常？维护／维修是否到位？ 市场活动的计划如何？是否需要人／财／物的支持？ 总部后台各职能部门对临床团队的支持是否到位？应该如何协作？

盒子	自检内容
管理和领导力	门诊团队定期数据汇报以及针对特定情况的专项分析 赋予各管理层的权限是否合适？是否有需要特批的权限？ 各种管理手段是如何使用的？受控文件更新情况如何？各会议结论如何？有无开展改善项目？ 针对外部突发情况（如检查／疫情等）的有何种处理方式？是否需要总部支持？

口腔门诊内运营的核心工作方向就是让门诊团队组织高效协作完成各项临床口腔治疗工作，为门诊创造合适的利益收入。

在这个过程中，口腔门诊的组织首先要明确自己门诊团队的使命和目标，确定好经营发展的大方向，比如是需要把门诊发展为大型机构还是做一个"小而美"的单店。在这个大方向的指引下，明确每个阶段门诊的重点工作目标是什么，有没有具体的业绩目标，团队组织需做哪些调整，以及对于财务报表的控制方向是什么，等等。使命和目标这个盒子是其他五个盒子的重要工作方向指引，有了它的明确指向，其他五个盒子才能有的放矢。反之，很多情况下门诊管理处于很忙但没有忙出成果的状态，往往是由于使命目标不清晰导致的，所做的优化事情可能是为不同的目标服务，就会出现没有效果，甚至是内耗而产生负作用的情况。

在明确的门诊发展方向和工作目标的指引下，我们就需要设立合适的与之相匹配的团队组织结构。这里的组织结构的概念包括医护小团队的配合关系、各口腔科室的设立、管理汇报线的区分以及岗位设置人才画像等。

在科学设置了组织结构之后，就需要针对临床各项工作的开展合理设置工作流程来让团队成员有效协作在一起。一般说来，存在三种工作流程，即人流、物流、信息流。人流就是指人员的流动，比如现场接诊的流程，客户就会按照我们设置好的流程来进行流转：前台（登记）—医生（问诊）—助手（拍片）—医生（治疗）—前台（收费）。类似的物流就是物品的流动，比如口腔治疗所用到的器械物品就会在消毒室、诊间抽屉、椅旁回收盒、消毒室之间循环流转。信息流在口腔门诊中经常是很复杂且最容易产生问题的流程。维护客户需要的各种信息需要在医生、助手、客服等岗位人员中充分流转，才能做到信息互通以及更好地维护客户。

团队进行了充分的分工协作之后，要保持团队的积极性，还需要有合适的奖励和激励机制。在奖励和激励这个盒子中，我们需要设计一套薪资算法，一方面在当下合理地发钱，另一方面在未来合理地多发钱，这就是从静态和动态两个维度来思考这个问题。尤其是动态的这个维度更重要，对员工来说，需要设计合适的晋升及绩效考评机制激发他们的发展动力，在未来可以持续获得更多的收益。同时作为薪资算法的重要补充就是短期的奖励，比如暑期做活动的业绩超额奖励、举行技能比赛的奖金奖励等。最后员工的股权激励也属于这个盒子的内容。

口腔门诊团队在进行各项临床工作时，还需要有合适的支持工具的资源以便让团队更好工作。总结下来，在口腔门诊中需要三种支持工具的资源，即医疗培训资源、外部市场导流资源以及 IT 信息化资源。这些支持工具资源都是可以通过购买第三方服务获得的。

最后一个盒子就是管理和领导力。在口腔门诊管理团队中，需要构建高管—中层—员工的金字塔管理模型，让高管充分"掌舵"把握方向，让中层主管承上启下有效地统筹安排工作任务，一线员工就可以放心地专注于自己的临床工作了。但是懂医疗的管理者需要经过临床工作的磨炼以及科学方法学的训练才能培养到位，在这里精益六西格玛的项目制管理方法学就是很好的管理和领导力的训练方法。

口腔门诊内运营管理的六个板块，在本书随后的章节中会一一展开详细陈述的。

案例

某连锁口腔集团通过努力获得了政府在全市范围内推广适龄儿童做窝沟封闭的项目，目的是借政府项目导流客户来大力发展儿牙业务。该集团旗下拥有一家儿童口腔医院，以及一家面向成人的综合性口腔医院。政府推广的窝沟封闭项目来的孩子均需要去指定的该集团旗下的儿童口腔医院进行口腔护理操作。由于该市学校众多，政府要求集中一段时间完成项目，而学生只能利用周末的时间来到口腔医院进行窝沟封闭操作，这样就导致该集团旗下的儿童口腔医院在周末时人满为患，远超正常的接诊容量，周末正常预约的客户就诊体验也受到了干扰。后来该医院的管理者为解决就诊混乱的问题，就分流了一部分学生到集团旗下另一个综合性口腔医院，由那边的口腔医生帮忙进行窝沟封闭操作。可是当政府项目结束后，管理者才意识到，忙乎了几个月，好像已经到店的这些学生客户并没有进行后续的口腔治疗，没有形成儿牙业务的增长。其实在这个案例中，如果管理者明确做政府项目的目标是要为儿牙业务增长服务的，那么就需要在儿童口腔医院的就诊流程中开辟一个窝沟封闭项目的专属接待流程，并设计好资料留存、口腔基础检查和基础治疗的衔接工作，将儿牙科室的成员临时调整，在这个窝沟封闭项目接待流程中，对周末的接待容量做好评估，如有必要可以暂停正常客户的预约接待。针对儿牙团队无法应对大客流的情况，需要借调其他院区的口腔医生来儿童口腔医院进行支援（而不是将客流分流至其他院区），因为这些学生群体需要在儿童口腔医院就诊，感觉整体的儿牙接诊流程和服务体系，才有可能转化为儿牙业务长期的客户。所以在这个案例中，管理者在窝沟封闭项目接待出现混乱时，仅仅想到需要解决问题，但忽略了做这次政府项目的核心目的，从而导致了方案选择和决策上的偏差。

1.3 内运营在口腔门诊管理中的重要性

内运营只是口腔门诊管理中的一部分。口腔门诊管理和其他业态的门店管理一样，是一个综合性的工作，通过科学的管理方法和有效的执行，高效地完成对目标客户的服务工作，从而获取合适的门诊业绩。口腔门诊管理也和其他业态的门店管理不一样，因为需要根据临床医疗服务的要求来开展各项管理工作，也就是对这样的门诊管理提出了更高的要求，单纯地追求业绩可能会陷入"欲速则不达"的境地。那么口腔门诊管理包含哪些内容呢？内运营在整体口腔门诊管理中的作用如何呢？

1.3.1 口腔门诊管理的三大核心能力

口腔门诊管理需要建设的三大核心能力为外营销管理、医疗管理和内运营管理。

外营销管理需要解决的是目标客户如何进店的问题，这其中就包括口腔门诊品牌的打造（包括机构品牌和医生个人品牌），获客渠道的建设，市场宣传的策略等。口腔门诊外营销的方式随着时代的发展也发生了巨大的变化。线下推广的方式有深入社区进行口腔义诊、发放免费洁牙券、组织目标客户进行口腔科普讲座等；还有线上营销的方式，比如在百度搜索排名、美团点评上提升好评、天猫双十一优惠活动促销、微博平台进行科普互动等；现如今新媒体平台的流量激增，在小红书上进行针对女性客户的正畸内容种草、在抖音或视频号上进行口腔短视频创作和传播、在知乎等问答平台上进行专业回复等。当然不同的营销方式各有利弊，需要根据自身门诊的实际情况和经济实力选择合适的方式。口腔门诊外营销管理也是一项专业的工作，需要充分了解口腔医疗的规律以及用合适的营销方法来获得目标客户。

医疗管理是需要对口腔医疗的病例质量、产品升级、临床培训、医生引进、服务提升等相关的内容进行管控和优化的相关工作。医疗管理是口腔门诊管理中的生命线，缺少了优质的口腔医疗服务，甚至没有了医生，那么口腔门诊就无法继续经营了。医疗管理同样是一项极其专业的工作，一定需要专业的高等级的医生才可以主导这项工作。

内运营管理就是要支撑医生临床团队高效地为客户提供优质的医疗服务。内运营管理虽然繁杂没有头绪，但是我们可以利用韦斯伯德六个盒子的方法学总结梳理内运营管理的六个板块：使命和目标、组织和结构、关系和流程、奖励和激励、支持和工具、管理和领导力。客观说来，当下口腔门诊管理对内运营管理的重视度是不够的。可以说内运营管理是前述外营销管理和医疗管理的工作地基。

曾几何时，在口腔医疗资源稀缺的年代，普通大众在发生牙痛等口腔问题时，会想尽办法去找好牙医。所以那个时候，一个牙医只要技术好，医生质量有保障，开一个口腔门诊必定有很多的客户来寻求治疗，从不缺客户。医生管理的能力在那个阶段就是最重要的能力。后来口腔门诊的审批政策越来越宽松，开设的门诊越来越多，酒香也怕巷子深，外营销管理的能力就越来越重要，因为客户获取信息的渠道在变多，口腔门诊坐等客户可能就行不通了，需要通过合适的营销方法来获得客户。现在口腔医学专业扩招，种植体等耗材国家进行集采来对口腔医疗服务限价，在这一背景下，内运营管理的能力就显得尤为重要，因为口腔门诊间的竞争更多的是比拼精细化运营的能力，通过修炼内功来获得客户的长期信任，并且门诊有能力操盘大客流就诊，那么这样的口腔门诊才具有强的长期竞争力，所以内运营管理在口腔门诊管理中的重要性就越来越凸显。

1.3.2 口腔门诊管理的价值传递链

口腔门诊管理中需要核心建设的三种能力是外营销管理、医疗管理和内运营管理。而这三种管理能力最终都能被客户感知，进而形成口腔门诊的竞争力。

从客户感知的视角来看，客户最先感知的是门诊的外营销能力。无论是客户在线上线下可以看到的关于口腔门诊的宣传信息，还是客户进店之后感受到的门诊装修环境和欢迎服务礼仪，这些都可以让客户快速感受到不同门诊间的差异。但是这些外表的东西还不足以让客户做出是否就诊的决定，因为医疗能力客户还没有感知到。

客户对于医疗能力的感知是有一定时间差的。客户对于该门诊医疗能力的信息获取途径就两种，一种是自己亲自接受过医疗服务，另一种是自己信任的亲朋好友接受过医疗服务。总之，客户对于医疗服务的感知是要确信自己的口腔疾病确实可以得到良好的治疗，而这一对于医疗信任的建立是不能够通过外营销能力来获得的，因为道理很简单——"别看广告，看疗效！"好的医疗能力可以通过外营销能力得到强化和扩散。

客户对于内运营能力的感知需更长的时间或反复就诊才能获得。比如客户的等待时间，就是直接反映门诊内运营管理水平的一种指标。内运营管理体系运行良好的门诊，即使是大客流的情况下，客户的等待时间依然可以通过精细化的预约、规范有序的就诊流程、分工明确的内部协作等机制来得到控制，实现客户准时到店就可以准时看诊的状态，门诊运营是繁忙而有序的。或许从某种程度来讲，被人们所诟病的"等待两小时，看病两分钟"的公立医院就是内运营管理的反面案例。口腔门诊的内运营能力在更长的时间中，在大量客户的反复选择下，就会反映在机构的寿命中，"长寿"的口腔门诊其内运营能力是不会差的。

　　建设口腔门诊管理的这三种能力，其价值是逐级传递的（图1—2）。医疗临床团队需要把有口腔治疗需求的患者当作客户，尽心尽力地提供优质的医疗服务，而后台的内运营管理团队则需要把医疗临床团队当作客户来服务，尽心尽力地通过体系优化来满足临床团队的各种协作需求。

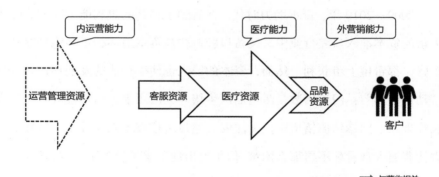

图1—2　口腔门诊经营的三种能力

1.3.3 内功修炼的时代

中国口腔行业尤其是民营口腔行业的发展大致经历了几个时代。

1993—2000年，蛮荒时代。随着中国改革开放的浪潮，下海经商也逐渐影响到口腔行业，第一批民营口腔门诊兴起。在那个口腔医疗资源稀缺的年代，拥有好的医疗技术就不会缺少客户。无论是公立机构，还是民营诊所，只需要做好医疗管理这一件事情即可。当然，有胆量且有能力开设民营口腔门诊的医生，也赚到了第一桶金。

2000—2008 年，狂飙时代。随着政府政策的支持，审批获得一张医疗执照变得不再那么困难，民营口腔门诊也迎来了加速发展的时期。开设口腔门诊不再是专家的特权，有能力有胆量的年轻医生，一样也可以通过提供优质的医疗服务来获得足够量的客户，当然也获得了可观的经济收入。在那时开门诊的医生，几乎没有愿意停下发展步伐只做一家小门诊的。很多门诊都在准备或者正在进行连锁扩张之路。

2009—2019 年，资本助力时代。在看到了强劲的盈利能力和发展势头后，大量的资本涌入口腔行业中，民营口腔机构被资本追逐，不断跑马圈地，持续扩张，都希望上市获利。然而，资本的涌入也使得行业的发展存在某种程度的"动作变形"：门诊店数量激增而医生培养无法跟上、营销投入巨大产生过度医疗现象、门诊估值倍增医生无法安心通过医疗技术来挣钱……虽然资本的助力让普通大众看牙不再那么困难，但是也出现了水平参差不齐的口腔门诊市场。

2020—2022 年，十字路口时代。在资本兴趣减弱的影响下，口腔医疗机构这些年发展累积下来的问题困难被放大。有些机构的发展开始调头向下，有些机构干脆选择做"小而美"的口腔诊所，还有些机构或倒闭或转让，当然还有一些机构在市场分化的情况下发展加速。越来越多的机构不再简单"随波逐流"，而是对自己的门诊发展有了更多思考和选择，越来越注重选择一条适合自己的长期稳定发展的道路。

2023 年之后，内功修炼时代。口腔行业迎来新的发展转型，各种新的发展模式涌现，比如 DSO(dental service organization) 模式、总院 + 分院的八爪鱼模式、保险客户主导模式等。在这个头部集中度仍然很低的口腔行业中，大家都在思考如何真正为口腔门诊赋能。在各种数字化工具的广泛应用下，口腔行业也正在经历着数字化转型，尤其是 AI 人工智能工具的普及应用，口腔行业的内运营管理方式也正在经历变革。不做简单粗暴的营销推广，注重医疗本质，注重精细化门诊内运营管理，这样的内功修炼的发展模式逐渐成为大多数口腔门诊管理者的共识。在行业竞争日趋激烈的环境中，只有不断地修炼口腔门诊管理的内功，才有可能真正获得客户的认可，保持机构的长寿。

1.4 口腔门诊内运营管理中遇到的"熵增"障碍

熵是什么？它是一个自然科学的概念，用作一个系统混乱程度的度量。熵有一个特点，就是"熵增"，在没有其他外力的环境下，熵会变得越来越大，也就是变得越来越混乱，如果需要系统变得有序，就一定需要外力的作用。口腔门诊内运营管理一样受到"熵增"的自然规律的作用，了解"熵增"对我们内运营管理工作有什么意义呢？

1.4.1 熵无处不在

一袋奥利奥饼干打开之后不慎洒在桌子上，排列整齐的饼干就变得混乱无序，如果想让饼干重新变得整齐有序，就需要有人将它们拾起并且按照规则整齐地摆好；学校下课后，孩子们都来到操场上玩耍，小朋友们也变得混乱无序，如果想让小朋友们回到教室整齐地坐在自己的位置上，就需老师发号施令让孩子们都回到教室中坐好。熵就是这么一个让人无奈但又不得不正视的自然规律。

1.4.2 口腔门诊内运营管理体系中的熵

例如正畸客户的就诊。正畸客户在两年的治疗期间需要定期来门诊复查，但是正畸医生会有很多名需要复查的客户，而客户的诉求往往是在自己方便的时候来门诊找到医生进行复查。在没有外力的情况下，客户的复查是无序的，大家都按照自己的习惯来店，而医生则往往陷于被动的"应付"状态来满足候诊区里积压客户的复查需求。一般来讲，客户越多，系统越混乱，门诊的就诊就越无序，这就是熵增。

如果要改变熵增的情况，就需要施加外力，用科学合理的预约管理制度来规范客户的就诊流程。这个外力涉及合理的预约方法，以及合适的医患沟通方式。预约方法里包括了精细化的复查时长和内容的分类，以及不同复查项目预约排诊的优先顺序，医患沟通方式包括了医患沟通的渠道话术和客户的依从性。这些外力的作用需要全门诊各岗位配合才能施加到位，克服熵增确实是在自然条件下无法实现的。

又如正畸客户的治疗。正畸客户的临床治疗有一个显著的特点，就是可以"手脑分离"，医生可以更多地专注于方案的制定、病例的分析等脑力劳动，而手部进行的口内操作的工作可以交给更加熟练的临床助手来完成。所以正畸客户的治疗在"手脑分离"的情况下可以大大提高临床工作效率。这个工作模型有点类似于从手工劳动的生产向机器流水线生产的模式转变，但是这样的转变在自然条件下是不可能实现的，如果仅仅是简单地把部分工作交给他人去做，系统只会变得更混乱，生产工作效率是不会提高的，这就是熵增。

如果需要改变熵增的情况，就需要施加外力，用科学合理的排诊规则来实现高效的临床治疗。这个外力涉及标准化的临床助手培训，以及合理的客户排诊规则。可能的实现模式就是一个正畸医生同时兼顾多间诊间，每个诊间都配有合格的临床助手进行口内操作。这个过程就类似于机器流水线的调试，需要不断进行维护保养等工作来保证机器正常运转，也要用科学的排产规则来给流水线输送不同的原材料从而实现各类产品的高效生产。正如工厂不会自动生产出好产品来一样，正畸客户的高效临床治疗也需门诊管理体系合理工作才可以实现，克服熵增确实是在自然条件下无法实现的

1.4.3 "熵增"对内运营管理的启示

我们在这里借鉴了自然科学中的"熵"的概念，对我们口腔门诊内运营工作的启示是什么呢？

第一，口腔门诊规范有序的内运营体系不会自发形成。门诊在发展的过程中，一定会自然而然地产生一些让管理体系变得"混乱"的因素，这是正常的。

第二，克服"熵增"，建立一个规范有序的内运营体系需要管理者付出努力。门诊管理者的管理工作可以说就是不断地让口腔门诊恢复到一个又一个有序的状态中去，但这是需要管理者付出"能量"的，也就是说要进行积极的管理思考工作。

第三，口腔门诊的管理体系会在有序和间歇无序的循环中不断升级。口腔门诊是动态持续发展的，熵的现象会让管理者前一时期构建好的有序体系也会间歇出现无序现象，那么管理者又需要进行下一轮的管理工作，让门诊进入新的有序状态。

1.5 口腔门诊内运营管理体系的持久性建设

口腔门诊内运营管理需要符合口腔门诊发展的自然规律。口腔门诊的发

展存在三个阶段，当口腔门诊进入第三个阶段后，门诊就基本进入稳态运行状态，那么门诊后续还会出现什么情况呢？内运营管理工作还需要有哪些思考的方向呢？

1.5.1 口腔门诊的寿命

口腔门诊寿命，就是口腔门诊企业的存活时间。一个企业也是有生命周期的，中国民营企业的平均寿命是 2.9 年，世界 500 强企业的平均寿命是 41 年。那么口腔门诊寿命如何呢？其实在国内外的口腔行业中，由"牙二代"来继承口腔门诊继续经营的案例比比皆是。口腔门诊要做到百年传承也不是一件稀奇的事情。一般说来，口腔门诊的寿命相较于其他行业的企业来说要长，具体原因我们从医生和客户两个视角来进行分析。

口腔门诊的从业主体是医生，医生是一个终身性的职业。也就是说，口腔医生开始从业进行口腔医疗服务，他自己是期望这个门诊长期存在的，这样就可以稳定地提供一个长期从业的场所。

口腔门诊的客户是有口腔疾病治疗需求的患者，患者的需求是找到熟悉自己病情的医生来完成治疗，反之患者没有需求想去"尝尝新鲜"试一试自己不熟悉的口腔门诊，除非是对治疗效果极不满意。所以说口腔门诊的客户也希望自己熟悉的口腔门诊稳定长期地存在于自己身边。

可见，从医生和客户两个角度来看，都希望口腔门诊可以长期稳定地存在。有了这样的需要，口腔门诊的管理者就需要做到让口腔门诊"长寿"。口腔门诊需要保持稳定，既不是经营不善而倒闭，也不是持续扩张一味逐利。那么保持"长寿"的方法就是在口腔门诊"生病"时通过调理恢复健康并长期保持下去。

1.5.2 给口腔门诊"看病"

给口腔门诊看病？这句话写错了吧？应该是到口腔门诊看病吧？难道口腔门诊也会生病？

口腔门诊真的是可以生病的！口腔门诊犹如人体。正常的人体可以实现各个器官的有效协调，协同运作，正常口腔门诊也是一样，各岗位各部门之间可以有序协作，实现日常工作的高效运转。

各个器官虽然都在人体之中，但是相互之间需要用八大系统连接起来形成有机统一的整体，如果系统运作机制失灵，人体就会生病。口腔门诊也一样，虽然组成门诊内部运转的临床岗位无外乎医生、助手、客服等有限的几个岗位，但是这些岗位即使都在同一个有限的门诊空间内工作依然需要构建合理的工作流程来使各岗位相互协作起来，这些流程如果出现了偏差，口腔门诊就会生病。

其实给人看病的医疗与给门诊看病的管理也是一样的。给人体治病可以采用西医和中医两种医疗思路。西医的治疗思路比较直接，头痛医头、脚痛医脚，要么药物定向攻击，要么手术切除，效率高但副作用大。中医的治疗思路是讲究整体性，以温和的调理手段去缓慢地影响人体各器官系统，虽然起效比较慢，但是副作用小，治疗之后人体健康可以长久保持。给口腔门诊治病，也类似地有西医和中医的两种管理思路。所谓西医式的管理思路，往往是当问题出现后直接去追责，去定向强化管理制度，甚至是用手术式的方法将某些"问题"员工辞退，效率高但团队一直处于紧张的状态之中。而所谓中医式的管理，是面对门诊出现的问题，以梳理流程的方法去重新整合各岗位的协作机制，一个问题的解决需要团队一起经过调查、分析、讨论等工作之后才能得出一些改善的措施，历时较长、牵涉人员较多，但流程优化之后门诊的运作更加合理，团队的氛围更加融洽。

中医的诊断讲究望、闻、问、切，对口腔门诊的管理亦然。

望，就是去观察。在口腔门诊管理中，也需要管理者去看工作流程，去现场观察客观情况，了解一线的工作信息。管理者可以去实地看一看前台一天的工作内容，也许你会发现预约信息的出错确实不仅仅是前台员工不细心导致的；管理者可以去消毒室现场看一看，也许你会发现器械不能及时供应不仅仅是消毒员的清洗打包动作不够敏捷导致的。

闻，就是去聆听。在口腔门诊管理中，需要管理者能够听到一线员工真实的声音。管理者可以在和员工一起工作的时候注意聆听，听听一线员工之间的交流是情绪饱满的还是心生怨念的，是无话不谈的还是沉默不语的。

问，就是去问询。在口腔门诊管理中，需要管理者用合适的方法和途径和员工进行沟通。管理者可以选择合适的形式与员工面对面交流，以合适的语气和态度与员工沟通，甚至可以设计创造合适的环境来营造轻松无压力的氛围。

切，就是去"把脉"。在口腔门诊管理中，就是需要管理者可以获取客观的数据，来了解流程运行的真实情况。管理者需要掌握口腔门诊运行的核心数据指标，以及了解这些指标背后的数据意义，根据数据来准确判断问题之源。

我们推崇用中医之术来解决口腔门诊内运营管理的问题，运用科学的综合性的"调理"的思路，来进行六个板块的协调优化，最终构建健康稳定的内运营管理体系。

1.5.3 稳态管理和变革管理

医疗行业是一个稳定的行业，不太会随着外部行业的经济周期而大起大落。也就是说，医疗行业的从业者不太会一夜暴富、腰缠万贯，也不太会瞬间崩盘、一切归零。从事医疗行业要有平稳的心态。口腔门诊也符合医疗行业的一般规律，需要让口腔门诊保持平稳"长寿"。

所谓平稳，不代表一成不变。即使进入了口腔门诊发展的第三个阶段，有规范的内运营管理体系做支撑，也不意味着这样的体系就可以长期不变了。其实，在一个口腔门诊的长期运行中，整体内运营管理体系会经历稳态管理和变革管理两种状态（表1—3）。

表1—3　稳态管理和变革管理

运营管理体系	稳态管理	变革管理
使命和目标	完成既定业务目标	战略目标调整
组织和结构	不做整体调整	底层组织结构调整
关系和流程	局部强化，考核监督	流程优化，流程再造
奖励和激励	短期激励	薪资体系变革
支持和工具	市场活动，医疗培训	IT系统流程化工具
管理和领导力	B角主导，技术性领导力	A角主导，调适性领导力

稳态管理，就是在组织结构方面没有整体的大调整，团队按照既有的结构进行门诊业务目标的达成。门诊内运营管理会做比较多的流程体系监督考核和局部优化，可以对部分人员实施短期激励以达到某一目标的实现，会做比较多的市场活动和医疗培训。对管理层的要求是做到现场管理反馈、考核监督、标准规范执行等技术性的领导力。稳态管理的核心管理者为B角①。

①在第三章中会详细介绍口腔门诊管理的ABC角结构。

29

变革管理，就是根据宏观战略目标的调整做相匹配的底层组织结构的调整。门诊内运营管理会做相应的流程优化或流程再造项目，员工的薪资算法、绩效评价等薪资体系也可能会随之做出改变，同时也会引入一些具体流程协作功能的信息化 IT 系统工具。变革管理一般的执行方式是项目制。管理层需要做到宏观统筹各项任务的执行方式和进度，并且注意团队成员的信息沟通，确保整个变革过程可以平稳落地，让口腔门诊进入下一个稳态管理的阶段。对管理层的要求是宏观思考、统筹执行、高情商沟通等调适性的领导力。变革管理的核心管理者为 A 角[①]。

变革管理的执行效果需要注重两方面要素，一个是变革解决方案的质量，另一个是团队成员在变革过程中的接受程度。即使是很混乱的现状，也会由于团队长期习惯而变得"麻木"，在改变的那一刻团队成员还是会觉得难以接受，所以信息沟通也成为变革管理很重要的组织部分。变革管理执行要素可以参考以下公式：

$$Q \times A = E$$

Q：quality of solution，即变革中的解决方案的质量；

A：acceptance of change，即变革中团队成员的接受程度；

E：effectiveness of project，即变革项目的效果。

口腔门诊的"长寿"就是在稳态管理和变革管理的内运营管理状态的不断转换下形成的。稳态是口腔门诊追求的目标，但必要的变革也是保持下一个稳态的有意义管理工作。口腔门诊内运营管理水平的高低，就可以从是否可以有效操盘变革管理来分辨（图 1—3）。

---

① 在第三章中会详细介绍口腔门诊管理的 ABC 角结构。

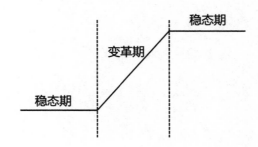

图 1—3 变革管理是稳态管理的过渡状态

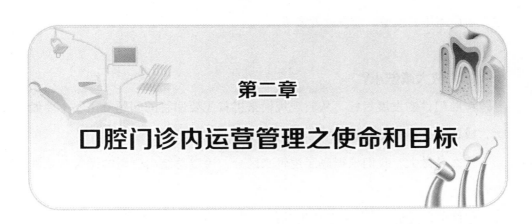

对于企业的发展目标，大多数企业家会描绘一条昂扬向上的业绩增长曲线，以此来构想企业发展的美好前景。口腔门诊作为一种特殊的企业实体，也需要保持一定程度的业绩增长，但却不是唯一的发展目标。口腔门诊的发展目标需要有适配口腔医疗产品规律的发展模型，也需要在细分业务下做合适的高效模式。口腔门诊一样也需要把服务客户作为终极目标，但是客户服务内涵和方式会有口腔行业的特色。最后，口腔门诊的业绩是需要增长的，但是要从利润结构来分析业绩增长是否健康。

2.1 口腔门诊发展所适配的企业发展模型

口腔门诊是一种特殊的企业形态。决定口腔门诊发展路径的决策者是这个门诊的医生创始人。口腔门诊在供需关系的促进下一定会向前发展，但是它的发展模型有自身的规律。在本书中，我们就从宏观视角来拆解分析一下口腔门诊发展所适用的模型，谨供读者参考。

2.1.1 做大或做小？

口腔门诊的发展目标，从宏观规模来讲首先要回答的问题就是要不要做大，或者说是要做大还是做小。

什么是做大？我们根据底层逻辑来区分，可以总结出所谓的做大有几种方式：

单体全盘复制——口腔门诊连锁；

单体部分复制——DSO 等形式的品牌加盟；

单体扩容——口腔医院；

上游拓展——口腔门诊附属义齿加工厂。

口腔门诊连锁是非常常见的一种口腔机构做大的方式。当医生开了第一家门诊有了足够的盈利之后，多数管理者会选择再次复制这个过程去开第二家门诊、第三家门诊甚至更多门诊。在这里，我们没有根据连锁经营的专业知识对口腔门诊连锁做更细的分类，仅从行业中已经发生的一些案例来做说明和解读。

案例

RE 口腔连锁，在全国各大一二线城市均有布局，总门店数量 200 家左右，在所布局城市内有数十家门店；

ML 口腔连锁，在全国主要一线城市有布局，总门店数量 30 家左右，在所布局城市内有一两家门店；

QS 口腔连锁，在某二线城市自然发展，在当地 6 年内开设 3 家门店；

ZS 口腔连锁，在某四线城市深耕 20 年，在当地有 10 余家口腔门诊部和 2 家口腔医院。

在以上案例中，我们可以看到各种规模各种布局广度的口腔门诊连锁均是已存在的形式，口腔门诊的管理者可以根据自身发展的战略选择来做出合理性判断。口腔门诊连锁是单体口腔门店元素的复制，我们需要提醒读者在实践口腔门诊复制的过程中，应十分注意口腔医生的培养和连锁总部降本增效的赋能。口腔医生资源总体仍然稀缺，医生的培训周期又比较长，如果在做大的过程中，口腔医生的复制速度跟不上，就会出现门店数量增多但盈利能力下降的局面。另外，门诊的连锁经营本质是期望共享一个可以降本增效的总部赋能后台，实现规模化之后的成本优势，如果总部的赋能能力不足，只是变成了简单的多店管理，那么就不能发挥成本优势，连锁的意义也就大打折扣了。

DSO 等形式的品牌加盟是中国口腔行业近五年内新兴的一种连锁模式。DSO 的含义是牙科服务组织，是欧美等相对成熟的口腔市场上出现的一种口腔连锁新业态，大型 DSO 组织旗下门店数量可以达上千家。DSO 组织提供除了医疗以外的所有口腔门诊相关服务，包括培训、采购、管理、市场营销、信息系统、人力资源、财务等。区别于上述的口腔门诊连锁，DSO 等形式的品牌加盟相当于做口腔门诊的部分元素的复制。在这样的连锁复制模式下，旗下的口腔门诊可以保留一部分元素的自由度，同时又可以共享具有成本优势的总部赋能后台。在这里我们不涉及 DSO 等形式的品牌加盟连锁业态的股权设计方案，仅从部分元素的复制来看，当下行业中需要探索的是，需要集成在总部进行统一赋能的元素工作到底有哪些，也就是说，哪些工作应该"统"在总部，哪些工作应该"放"给门店，这个度是需要经过实践检验的。

口腔医院是另外一个方向的做大扩张的模式。如果是在单体门诊的基础上不断扩容，就形成了向口腔医院升级的方式。做大为口腔医院，也可以理解为是各科室或各医生团队的复制。在增加牙椅的基础上，各科室或医生团队单元不断复制自己的人才和模式，但同时又保持整体经营还在同一个地址，单元间的转诊协作属性保持不变。大型口腔医院牙椅数量可以达上百张，每个科室或医生团队小单元保持着自己固有的运行方式。当然在这个过程中，还需要获得相关部门审批发放的口腔医院牌照。

跳出口腔门诊的思维，做大还有新的形式，比如向上游供应链进行拓展。行业中确实有不少管理者在已有口腔门诊发展成熟的基础上，延伸开设义齿加工厂，一方面为自己的口腔门诊提供服务，另一方面也承接其他门诊的订单。虽然上游供应链企业的经营已经不属于本书中所探讨的口腔门诊内运营管理的范畴，但之所以把这样的做大模式也列在这里，理由有两个：一个是在实际的从业案例中，确实有不少口腔门诊的管理者选择这样的做大方式，另一个是布局上游供应链也是可以反向为口腔门诊提供降本服务的，从广义上讲，也属于总体工作的一部分，需要将这样的模式呈现给大家，开拓思路。

那么什么是做小呢？做小不能狭义地理解为停滞不发展，而是将口腔门诊打造成"小而美"的精品门诊。不像"做大"的门诊那样存在很多标准化的元素，小而美的精品门诊中更多存在的是因人而异的个性化元素：不同医生的诊室陈列着各自喜欢的物品摆设、有区别地为客户提供投其所好的服务、根据客户时间灵活设置开闭诊时间等。这样的工作场景可能是很多口腔医生心之所向的，但是当我们把"做小"变成一个口腔门诊发展目标的命题时，那么"小门诊如何获客""小门诊如何留住优秀员工""投资小门诊如何保持资本价值"等问题，都是需要口腔门诊的管理者在选择方向时考虑的。

做大还是做小？其实不是一个容易选择的命题。想做大，可能会遇到资金、医生复制、总部运行机制的制约；想做小，也可能会面对需要抵制外部金钱的诱惑、为员工保障充分发展的平台建设、合理规划门诊转型及退出机制等复杂的门诊管理课题。

最终的选择要回归到医生创始人的初心和使命。

2.1.2 做全科或做专科？

口腔门诊的发展目标，从宏观产品组合来讲就是要回答向客户提供什么类型的口腔医疗服务产品？也就是说，提供全科的口腔预防、治疗、美学等产品服务，还是做以某一专科单项为主导的产品服务？

在这里，我们首先举几个类比的例子：在餐饮行业，我们是做各色菜品俱全的"大食堂"，还是做有主打特色产品的"小面馆"？在零售商超中，我们是选择开衣食住行品类齐全的"大卖场"，还是选择开有特定主题商品的商超，比如母婴用品、进口食品、怀旧主题用品等？

列举以上这些例子的目的是启发大家，口腔门诊也一样存在是否做"大而全"的产品组合的命题。在市场竞争越激烈的行业，消费者的精细化需求就越会被放大和满足。有主打特色产品的可以更精准地定位有特定需求的客户。同样的，口腔门诊行业充分发展的当下，也不仅仅是把客户的牙看好这么简单，也可以有门诊的主打特色专科。

从口腔医学的视角，可以有口腔正畸、口腔种植、牙体牙髓、口腔外科、牙周、口腔修复、儿童口腔等细分的专科科室。然后我们从产品设计的角度可能需要从客户主诉的需要出发来进行设计。结合市场上已经出现的一些口腔专科产品，大体可以有口腔正畸、口腔种植、儿童口腔这三类专科特色的产品。

口腔正畸主要提供的是牙齿矫正的服务，是偏向医美的一种口腔诊疗产品。简单地说，口腔正畸这个产品主要交付的成果就是将牙齿排齐，满足客户一定的美学诉求及恢复正常牙齿咬合关系，保持牙齿的长期健康。口腔正畸对医生专业水平的要求较高，中国现阶段专科出身的正畸医生还是非常稀缺的人才资源。对于客户来说，正畸治疗是一种高客单价的产品，治疗周期较长，是一个重决策的项目，也就是说客户不太轻易地做出决定，客户选择时会考虑产品定价、医生资质、矫治器类型、门诊环境和服务、老客户口碑等因素。目前市场上有较多矫治器产品可供医生和客户选择，这也增加了门诊与客户的沟通时间。而对于口腔门诊来说，在整个治疗周期中客户需要定期来门诊复诊，虽然增加了门诊复诊容量的压力，但也有足够多的客户到店，增加了门诊的人气，也可以辅助拉动其他科室的客流量。

口腔种植主要就是为缺牙的客户"种假牙"的医疗服务。形象的比喻就是在缺牙的位置就像是"种树苗"一样，在骨头里植入一个植体作为根，并且在上部装上一个假的义齿作为冠，将缺牙位置的牙齿填补回来。口腔种植这个产品的目标客户就是缺牙患者。种植操作是手术治疗，对医生医疗技术专业要求较高，同时还需要具备血液、骨骼、麻醉等相关的医学诊疗知识。市场上已经出现了种植导板、种植导航仪等辅助医生手术操作的仪器设备，可以大大提高医生种植手术操作的质量和效率。从客户视角来看，口腔种植也是一项重决策的长周期治疗产品，客户选择时会考虑产品定价、医生技术、手术设施、门诊服务体系、成功及失败案例等因素。口腔种植是一项高客单价的产品，现阶段在政府种植体集采的政策下，种植价格已经大幅下降。对口腔门诊来说，在种植产品的单项利润被大幅压缩的情况下，需要转型，通过管理效率的提高寻求经济效益的提升。

儿童口腔就是为儿童客户提供口腔诊疗服务，其产品的内容可以包括口腔预防、口腔治疗和早期矫正。一般来说，儿童口腔客户的年龄段在0~12岁之间，也就是包含乳牙期和替牙期的全年龄段周期。口腔预防就是提供涂氟、窝沟封闭以及刷牙指导、龋齿检查等牙齿预防类的服务，对于适龄的儿童客户来说，应该定期至口腔门诊进行口腔预防的护理。口腔治疗常见的就是对蛀牙进行"补牙"操作，由于乳牙的医学结构和发育特点与成人恒牙仍有较大不同，所以这样的临床治疗也是需要由有专业特长的儿牙医生来操作的；早期矫正，从医学属性来讲是口腔正畸向低龄段患者进行的正畸前期干预的一种操作，早期矫正的学科也在不断发展和成熟的过程中，提供早期矫正服务的医生有成人的正畸医生，也有经过专业进修之后的儿牙医生，由于早期矫正的客户群体与儿童口腔的客户群体一致，故本书在归类时将早期矫正服务放在了儿童口腔这一分类之下。儿童口腔这个专科有一个最大的特点，就是需要做专业的儿童行为引导，也就是俗语所讲的"哄孩子"。由于儿童先天的恐惧心理，孩子的配合度对临床治疗会产生极大的影响，所以行业中已经出现了不少的儿牙特色口腔门诊甚至是只针对儿童的儿牙专科门诊。对于口腔门诊而言，开展儿童口腔的产品服务，需要重视儿童客户的长周期维护，让孩子及家长养成定期来门诊检查的习惯，这样一方面可以全生长周期地为孩子的口腔健康保驾护航，另一方面也可以有效地保持门诊的患者流量，为儿童年龄增长之后的正畸需求进行引流以及对潜在的家长和其他家庭成员做客户开发。口腔门诊针对儿童口腔产品一般会设置一些套餐卡券来提高产品竞争力。

当然，除了口腔正畸、口腔种植和儿童口腔之外，还有一些细分的专科产品，比如牙周专科、拔牙专科等，专门为有牙龈出血及肿痛、复杂智齿拔除这类主诉的客户提供专项服务。所谓"有需求就有供给"，现阶段越来越多的客户已经从对牙齿不重视发展到要去找口腔门诊来看牙，再发展到现在细分的需求：有什么样的口腔诉求就去找有什么专长的门诊来做治疗。所以相应的，口腔门诊的产品设计也确实存在做全科还是做专科的命题。当然做全科也不意味着没有专科特色，只是说发展方向上需要满足客户进店之后的各类口腔诉求，一站式解决客户的所有口腔问题；而做专科也不要狭义地理解为口腔门诊只提供一项口腔诊疗服务，做专科的意思是在发展方向上需要聚焦，以某一口腔产品为主导进行重点发展，其他的相关产品作为补充甚至是联合其他友好单位进行转诊。做全科还是做专科，区别就在于面向目标客户群体的不同。

2.1.3 医生使命与企业目标

对于口腔门诊这种特殊的企业形式，在确定发展模型时需要重点思考两个维度：规模和产品。将这两个维度进行组合就可以得出如图所示的四个象限：做大做全科、做小做全科、做小做专科、做大做专科。可以说这四个象限的发展是不可兼顾的，如果在口腔门诊的发展大方向上不做出相对明确的定位，可能会导致后续其他内运营管理工作"失焦"，进而导致资源的内耗和发展的停滞。

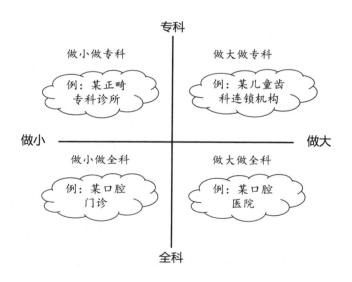

图 2—1　口腔门诊从规模和产品两个维度搭建战略发展方向

可以说，口腔门诊的发展目标在以前是没有引起足够重视的。多数医生创始人仅仅是简单地处于开门诊赚钱、赚了钱再开门诊的循环中，对于发展目标的思考并不清晰。这样的状态在行业盈利能力非常强劲的时代还可以维持，但是在行业已经发展为当下这样一个充分竞争的市场环境时，战略目标的选择对口腔门诊的发展就至关重要了。

但是从另一方面来讲，只要对口腔门诊所适配的发展模型理解充分，明白其中的区别，做出选择其实并不难，因为口腔门诊的发展目标很大程度上还是取决于医生创始人的个人使命。如果医生创始人很希望做到搭建自己为中心的团队来对客户提供极致的个性化服务，那就将门诊的发展目标定位为做小，不必在标准化流程、体系、规范上花太多的工夫，小团队通过长时间默契配合来完成各项工作；如果医生创始人希望将自己的专业知识和技术不断传承并复制，为客户提供全面的口腔医疗服务，那就做全科，通过内训和外训不断强化医疗团队的专业能力，同时优化各科室间的转诊协作关系。如果医生创始人希望通过门诊规模的不断扩大，来获得合适的资产增值收益，那么就选择做大，当然也需要自身从医生向企业家转型，学会定战略、建团队、区分商业模式、确立流程体系等；如果医生创始人希望做出有特色产品主导的口腔门诊，为客户提供有竞争力的产品的同时也为相关专业的医生提供更有纵深发展可能的专业发展平台，那么就选择做专科，吸引志同道合的医生同行来加入，同时也会弱化一些非重点的科室建设，让自己的精力更聚焦。

总之，无论选择四个象限中的哪一个，只要方向明确，门诊的发展就会比较健康。可以说，市场首先淘汰的是方向飘忽不定或时常转型发展的口腔门诊，在当下的市场环境中，选定任何一个方向的口腔门诊都有长期存活的空间。对于口腔门诊的发展方向，医生创始人不必纠结于选择哪个方向好，而更应该关注自己的使命所向，走出一条有特色的发展之路。

案例

HE 齿科，创始人刘医生，离开公立医院自主创业十余年。早年间也随波逐流一味地追求连锁扩张，也同合伙人一起拿了一些外部投资来助力。后来在口腔门诊的经营过程中，发现自己作为医生完全没有内运营管理的能力，关于团队怎么管、流程怎么规范、薪资怎么发放等管理事务没有能力也没有兴趣，也不想花太多的时间在管理工作上。所以后来刘医生选择重新开始，设立只有四把牙椅的以正畸为特色的 HE 齿科。门诊开业之初刘医生就定下了做小的目标，他希望自己的精力可以全部用于他热爱的临床医疗，尽心地为门诊客户提供优质医疗服务。HE 齿科发展十年，团队人数仅十余人，小小的门诊其乐融融。由于没有流程体系规范，他招聘新人重要的考察标准就是能不能融入团队，能力再强但如果不能和员工很好相处，也不能留。而团队成员的每个人也几乎都是全能手，大家依靠默契完成每一项临床工作。坚持做小也并不是不发展，一方面由于客户数量的增多，另一方面需要为其他年轻医生提供好的环境和发展平台，HE 齿科创立十年之后，门诊进行了扩店，增加到九台牙椅，团队人数扩增到近 30 人。

SDR 口腔，创始人为宋医生夫妇。起初就是宋医生夫妇开设一家较小的口腔门诊，在后来的发展道路上，宋医生选择做大，做当地的连锁口腔门诊。发展期间资金短缺时，还将自己的住房进行抵押，获得流动资金来支撑门诊的发展。为了留住优秀的医生和骨干员工，给员工创造一个稳定舒心的工作环境，从开业至今没有拖欠过员工工资。为了将 SDR 口腔建设为全科型的口腔连锁集团，在种植业务需要得到补充和发展的时候，宋医生自己首先外出学习种植技术。同时，宋医生自己也不断在经营管理方面求学深造，并引入优秀管理团队。现如今在当地（三线城市），已经开设 20 余家口腔连锁门诊，并且拥有一家义齿加工厂，成为当地的头部口腔企业。

2.2 口腔门诊的业务形态及高效模式

口腔门诊的发展目标的设定需要充分考虑口腔门诊的业务形态。口腔门诊的业务形态从医疗视角看可以细分为许多专业，如牙体牙髓、固定修复、活动修复、口腔外科、早期矫正、固定矫正、隐形矫正、舌侧矫正、牙周、口腔预防等。不同的细分专业在医疗临床操作上确实存在着诸多差异，但是在本书的讨论中，我们需要从商业经营的视角对其重新审视，以求更精准更高效地向目标客户交付医疗服务。

2.2.1 从内运营视角看口腔门诊业务形态分类

我们从内运营视角来重新审视口腔门诊的各个业务形态。我们思考的维度可以有以下几个方面：

业务量的产生来源。以下这个简单的数学公式可以启发我们对口腔门诊业务量的拆解。一个业务形态的业务量，需要考虑它的进店来源，是公域导流为主还是老带新口碑传播为主；转化情况，是否需要配团队来促进成交，以及是否有可能开发其他的衍生项目；客单价，主要是用定价来区分产品属性；复购率，提醒我们思考该产品是否有重复消费的可能。

$$业务量 = 进店量 \times 转化率 \times 客单价 \times 复购率$$

客户的主诉。从客户视角来看，一般来说客户能提出来的诉求就是牙齿疼不疼、牙齿白不白、牙齿齐不齐、牙齿能不能咬东西、牙齿发育得好不好等显性的口腔诉求医疗操作流程。从医生团队的临床操作来看，需要区分工作场地，是医生在助手配合下在一台牙椅上操作全部治疗流程，还是医生可以在配备多名助手的情况下同时兼顾多台牙椅的操作，抑或是必须转移至专门手术室完成复杂的手术操作。另外还需要区分治疗周期，完成全部治疗操作，客户是需要一次就诊还是需要多次复诊。

医生临床小团队组成。完成医疗全部操作，对于医生小团队的设置，是需要一个医生配备一个助手的"个体户"方式就可以完成，还是需要有岗位分工细致的多人协作的大团队来完成。

在思考了以上这些维度之后，我们将口腔门诊的业务形态分为了四类：正畸、儿牙、种植及综合。这里需要说明的是，综合的业务分类包括各类口内、口外、修复等类型的常规口腔治疗。这四类业务形态的特点和相互关系见图2—2。其实从口腔行业的发展进程来看，这些细分的业务形态都是从综合业务这个源头细分出来的，或者说以综合业务的运行方式不能满足其他业务形态的高效运行，才需要将它们独立区分为另一种业务形态的。

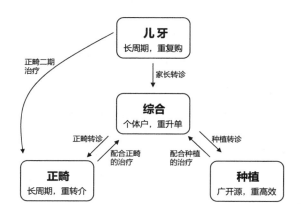

图2—2　口腔门诊四类主要业务形态的发展模型及内在关系

2.2.2 正畸业务高效模式

正畸业务的主要特点就是客户就诊的长周期性。一般来说，客户完成正畸治疗需要两年左右的时间，在此期间，客户需要每隔1~3个月来门诊进行定期复诊。在定期复诊的情况下，医患关系会变得更加亲近，客户和医生很容易变成朋友关系，进而有机会产生大量的老客户转介绍。所以正畸业务的特点标签是长周期、重转介。相比于综合业务，正畸业务还有其他许多的不同点（表2—1），这些不同点决定了正畸业务的高效模式需要进行重新构建。

表 2—1 正畸业务与综合业务的不同

项目	正畸	综合
治疗周期	较长，复诊多，两年左右	较短，复诊少
客单价	较高，2万~5万	较低，500~5,000元
医疗技术方案	多样，客户可选	一般由医生决定
客户依从性要求	高，治疗效果一半由客户的配合度来决定	较低，治疗效果主要取决于医生临床技术
客户感受	多变，从戴牙套很难看到摘牙套变漂亮，客户心情变化大	一般仅有"牙齿不痛了"等短时间感受
医生在治客户数量	很多，可以有几百在治客户，甚至上千	较少
口内操作项目	有一定难度，但可由熟练操作的助手独立完成	需要大量医学知识，一般为医生完成操作

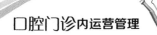
续表

项目	正畸	综合
客户类型	学生群体多，复诊时间集中在周末，寒暑假是业务量高峰期	年龄层分散，看诊时间受节假日影响小，月均业务量较稳定
材料、器械配置	可标准化	因治疗项目和医生习惯有较大差异，不容易标准化

在正畸高效模式下，一名正畸主诊医生所需要配置的硬件资源有 3~7 台牙椅、3~8 名助手、1~5 名客服。当然这里要提前说明的是，由于硬件资源是有限的，通常建议这些硬件资源由 2 名正畸主诊医生共享，即这 2 名正畸医生交替上班，每人上班时均可以独立"享受"这些硬件资源的全部服务。当一名正畸主诊医生有 300 名以上的正畸在治客户数量时，就需要考虑实行这样的正畸高效模式了。该模式在运行时有以下特点：

正畸客户信息精细化整理维护。对于长周期治疗的正畸客户来说，除了医疗病历之外，在不同的阶段还需要登记维护其他的个性化信息，包括初诊日期、谈方案日期、初戴日期、结束日期、矫治器的类型、治疗前后对比程度、特长爱好、牙套丢失、习惯性迟到等各类医疗或非医疗的信息。由于在治客户数量众多，需要通过正畸小团队成员的及时跟进维护并利用信息化的工具来同步客户信息，才可以做到个性化维护客户，让客户达到较高的满意度。

正畸客服团队的分工协作。在正畸客户的就诊全流程中，可以区分三种客服岗网电客服、售前咨询客服和售后维护客服。网电客服的工作流程节点是从线上咨询开始到客户初诊到店为止；售前咨询客服的工作流程节点是从初诊到店接待开始到正畸矫治器初戴为止，期间可能含有必要正畸前的综合治疗，如拔正畸牙、补牙等；售后维护客服的工作流程节点是从牙套初戴开始到完成矫正治疗进入保持器复查阶段。当然，本书中描述的这三种客服岗可以由一人来完成，具体人员配置可以由门诊根据实际情况来安排。

正畸初诊接待流程。正畸项目有重决策的属性，所以需要在客户初诊时为其提供比较丰富且详细的信息，才可以有效辅助客户做出是否开始正畸治疗的决定。这些信息包括正畸治疗全流程的基础知识介绍、各类型矫治器的特点、详细的正畸治疗方案、相似的成功病例案例、预估可能的正畸后的效果或潜在风险、预估正畸治疗周期及复诊频率、正畸收费价格及费用明细清单等。由于详细的正畸治疗方案需要在收集客户 X 光影像、口内照片、面型照片、牙齿模型等资料后才可以由主诊正畸医生出具，所以初诊流程中一般需要医生面诊两次，第一次仅是初步诊断，第二次是向客户介绍完整详细的正畸方案。取正畸资料与医生面诊的流程顺序需要根据客户的个体情况来做个性化的制定。其他的辅助信息如客户主诉了解、正畸基础介绍、正畸费用详解等可以交由售前咨询客服人员来完成。

正畸复诊接待流程。由于正畸操作具有"手脑分离"的属性，所以口内操作方案可由主诊医生给出，实际操作可交由熟练技能助手来执行。这样的话，正畸复诊中，主诊医生可以按照类似流水线的方式进行多台牙椅的正畸操作方案指导，给出一个正畸操作指令后就可以移动至下一台牙椅旁。在这样的模式下，正畸医生的效率得到了极大提升，可以同时照顾 3~7 台牙椅上的客户，当然前提是椅旁的正畸助手已经得到了充分的临床技能培训。

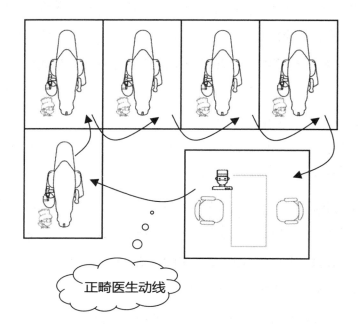

正畸医生动线

图 1—3　正畸医生同时接诊多名正畸客户

正畸就诊精细化预约排诊体系。为了辅助正畸复诊的高效接待，正畸客户就诊的精细化预约排诊必不可少，而且精细化预约体系的第一步是将正畸操作项目做精细化的分类，需要按实际临床团队能力来区分各操作项目、操作总时长以及医生及助手的操作顺序和时长。有了这些精细化的预约模板，就可以在预约时根据实际牙椅数量来控制同一时间段预约总量，从而进行精细化时长调整和有效叠诊，既保证客户准时到店即可准时就诊，又保证医生和助手的操作有序进行。

正畸物品的标准化摆放。正畸操作需要用到的器材耗材种类多、型号多，有很多体积小、不易分辨。所以对正畸诊室的物品做标准化的分类摆放十分必要且可行。按照可视化管理的原则，可以对正畸区的抽屉、边柜、移动柜等储物空间根据助手取用物品的频率和习惯做分类摆放，以达到取物动作的高效。另外，隐形牙套盒也是一类特殊的正畸用物，也可以按照一定的索引序号进行有序摆放。

正畸客户全流程峰值体验维护。正畸治疗长周期的属性，也决定了客户在正畸治疗期间存在很多心情感受上的变化。这些变化如果经正畸团队的主动维护，则可能转变为正向的积极的信息传播出去，形成促老带新的效果。一般来说，客户接受正畸治疗的心态是这样变化的：初诊面诊时带有极大疑惑，不清楚正畸是怎么一回事，也不清楚自己牙齿将来可以改变到什么程度；在初戴牙套时，怀着美好的憧憬，同时忐忑不安，不知道牙齿矫正是否会顺利；在完成矫正治疗拆除牙套时，终于实现了自己一口整齐的牙齿的心愿，长时间的辛苦付出都值得！根据这些重要的节点，我们需要主动为客户做峰值体验的维护，比如在初诊谈方案时，正畸医生要和客户并排坐，同时面向屏幕做方案讲解，向客户演示治疗模拟动画或展示牙齿模型，带着客户一起了解正畸方案，让客户有被陪同的感觉；又如在正畸矫正器初戴时，可以类比上学时颁发入学证、举行开学仪式一样，还有售后客服像班主任一样全程陪伴客户的全治疗周期；再比如在正畸结束时，同样要颁发"毕业证书"，留下主诊医生的恭贺寄语，并与医生一起合影留念等。这些仪式感的设计，可以在充分完成正畸医疗效果的基础上，极大地增加客户的就诊体验，让正畸治疗过程成为难忘的旅程，并且有话题供他向身边的亲朋好友去宣传。像正畸这样具有医美性质的产品，有了身边好友的宣讲，牙齿矫正的欲望就会被激发，老带新的介绍客户也就自然而然地来了。

一名正畸医生在客户数量逐渐增多的过程中，如果继续延用综合业务的运行模式，就会出现复诊"消化"不掉，初诊"进不来"的尴尬局面。当然转型成为正畸高效模式是一种变革管理，需要管理者丰富的工作统筹能力，在转型过程中门诊管理者也可以寻求外部管理咨询公司的协助。

2.2.3 儿牙业务高效模式

儿牙业务的主要特点是需要陪伴孩子的整个生长发育周期做长周期的客户维护，让家长带着孩子养成定期来门诊看牙的习惯。面对儿牙客户提供的产品主要是三大类：口腔预防、口腔治疗和早期矫正。儿牙产品总体来说不像正畸那样是一个长周期治疗的产品，所以为了实现让客户长期定期来门诊检查的目标，除了做必要的科普宣传外，还需要设计合适的套餐项目以利于客户的复购。所以长周期、重复购就成了儿牙业务的特点标签。同时儿牙业务还可以顺便产生其家人客户的综合业务转诊开发效果。

儿牙业务的产品内容其实和成人的综合业务整体类似，只不过服务对象换成了儿童。但是正是因为儿童客户存在着生长发育周期内的各种变数，需要孩子定期来门诊检查，所以儿牙业务的高效模式就产生了极大的不同，以适应长周期甚至十几年的超长周期的客户管理工作。儿牙业务高效模式的硬件资源配置需要有：n 名儿牙医生 + n 台牙椅 + n 名助手 + 儿牙客服团队，其中儿牙客服团队成员的数量是基于客户人数来配置的，一般说来，1 000 名活跃客户配备一个专属儿牙客服。这样的儿牙业务高效模式在运行时有以下几个特点：

完善的儿牙客户会员体系。通常针对儿牙业务的产品性质会设计三类套餐卡券：预防卡、治疗卡和早矫卡，有效使用期也可以分为按年限的计时卡及按次数的计次卡。儿牙会员的套餐卡内的权益一般会有低治疗费、折扣、口腔检查、礼品或其他异业合作权益等。从预防卡到治疗卡再到早矫卡，权益内容会逐级增加，当然权益也会向下兼容（表2—2）。建立儿牙客户会员体系是很重要的引流和锁客方式，也是其他行业的营销方案在口腔行业应用的经典案例。

当然费用上的优惠仅仅是客户做选择的依据之一，更重要的还是整个儿牙业务的医疗服务体系。

表 2—2　常见儿牙客户会员体系

会员套餐卡券类型	常见权益及有效期限	会员套餐卡券举例
预防卡	涂氟（一年 4 次） 窝沟封闭（8 颗）	XX 口腔门诊 A 宝卡（2 年有效） 免挂号费 免建档费 涂氟 4 次 窝沟封闭 8 颗 龋病检测 1 次 咬合健康检查 1 次 治疗费用 9 折优惠 生日惊喜礼品 Z 乐园游戏卡 3 次
治疗卡	含预防卡所有权益 治疗费用 9 折优惠（冠修复除外） 转早矫治疗时 85 折优惠	
早矫卡	含治疗卡所有权益 转正畸二期治疗时 85 折优惠	

　　儿牙客户的专属客服体系。儿牙客户的服务对象至少有两人：孩子和家长。由于孩子天生对看牙的恐惧，在现场接诊流程中，需要专属儿牙客服人员（有的地方称其为儿牙管家或儿牙顾问）首先在候诊区做一些游戏互动，降低儿童恐惧感；然后由儿牙客服引导其进入儿童诊间后，由专业的儿牙医生和助手进行儿童行为引导，治疗前可以以比喻的方式介绍可能用到的设备（比如吸引器就是象鼻子），治疗期间可以采用看动画片、手握玩偶的方式转移注意力，治疗后也可以通过奖励小礼品来鼓励孩子的配合。在儿牙业务的服务项目中，很重要的就是口腔预防，"刷牙指导"也是一个特别有效的与孩子进行互动及保

持长期客户跟进的方式。在长周期的客户维护中，统一由儿牙客服进行线上维护、定期做回访、提醒预约时间以及回复必要的家长问题。另外每个团队成员均可以起一个可爱的昵称，比如佳佳姐姐、草莓医生等，便于孩子熟悉每一个工作人员。对于门诊来说，大量的会员客户需要进行定期维护和信息梳理，所以儿牙小团队的客户复盘必不可少，在信息化工具的有效支撑下，儿牙客户的就诊信息需要及时维护，重点需要关注会员卡内的剩余权益，客服人员有义务提前提示家长。儿牙客户信息维护需要重点关注的数据如表2—3所示。儿牙客服人员在服务体系中还需要长周期地跟进孩子的生长发育，及时向正畸团队转诊安排必要的正畸二期治疗业务。另外，陪同家长也需要由儿牙客服进行沟通，有可能会产生综合的各种转诊治疗。

表 2—3 儿牙客户信息维护需要重点关注的数据

数据类型	分析目的
各类会员卡人数	了解现有儿牙会员池容量
客户最近一次到店就诊时间表	了解会员定期到店的习惯并做未到店提醒
儿牙初诊人数统计	了解新增儿牙客户的潜力
儿牙初复诊总人次统计	了解医生的工作负荷
儿牙客户累计就诊次数分布	了解可以长期保持黏性的会员占比
儿牙客户年龄分布	了解会员各年龄段复购产品的推荐方向
即将到期的儿童会员名单	梳理剩余权益并做复购产品推荐

儿牙门诊的游戏化场景和活动。在开展儿牙业务的口腔门诊，其现场装修和布置方案也是需要研究的。候诊区可以设置积木、绘本、电视等游戏区，诊室可以配备儿童牙椅以及卡通的装饰布景，诊室的命名也可以是活泼的名称，比如大象诊室、向日葵诊室等。有的将整个门诊设定为统一的主题，比如太空主题、海洋主题等，也有的门诊会采用"变装秀"的方式让孩子换好主题服装再进诊室。玩具柜必不可少，可以设计积章或积分的激励方案，来鼓励孩子努力配合治疗、保持口腔卫生健康，积累足够多的成果后可以换取更大的礼品。另外，"小小牙医"是经典的儿牙业务的营销活动，让孩子们装扮成小牙医体验医生的工作，一方面进行游戏化的互动，讲解护牙知识，另一方面降低儿童下次到店治疗时的不安全感，使其更好地配合治疗。

儿牙业务的高效模式中，关于早期矫正的运行模式，如果客户数量还不多，就融入其他正常的会员服务体系当中；如果早矫客户的数量已经很大，则可以参照正畸高效模式来进行。

儿牙业务高效模式的转型，门诊装修、会员卡设计等显性的部分执行难度均不大，重要的是需要建立专属的客服团队来进行统一的儿牙客户（尤其是会员）维护工作，这一点是有别于综合业务高效模式的关键点，也是全科性口腔门诊在独立分拆儿牙业务时遇到的难点。儿牙客服是儿牙业务内的团队核心，也是与其他业务团队进行沟通的桥梁。

2.2.4 种植业务高效模式

种植业务的工作模式有点类似综合性医院的手术治疗，手术室内的工作流程和效率就成了种植业务高效模式的关键。种植的目标客户是缺牙的患者，所以一般以老年客户群为主。如何找到大量的缺牙的目标客户也是种植业务是否可以高效运行起来的关键，所以广开源、重高效就成了种植业务高效模式的显著标签。

种植业务高效模式需要配备的硬件资源：1名种植医生、1~3名种植配台助手、1间种植手术室、1~2名种植专属客服。其中种植专属客服承担的是种植售前咨询谈单及售后手术各阶段的全程客户维护两种工作，可以简称为种植咨询和种植管家。种植业务的高效模式在运行时有以下几个特点：

种植手术的高效排诊。对于种植手术的安排，大多数门诊是在综合业务的基础上，有种植客户就择期安排种植手术，没有进行统一的种植手术预约排期。在有序合理安排的情况下，一间种植手术室可以达到的正常手术容量为平均日执行种植手术10台、植入种植体20颗。当然，这个安排中，除了需要将客户统一集中预约外，还需要准备足够数量的种植手术所需的各类器械用物。种植客户的排期、种植助手排班、种植器械的安排准备，是种植管家的主要职责。种植手术室内的可视化物品摆放规则也是可以重点进行优化的部分。在两台手术之间的翻台工作流程可以交由种植助手进行分工协作。

种植客户的高效导流。种植客户的来源可以分为三类，外部公域导流、内部综合转诊、种植老客户介绍。外部公域导流的营销方式可以有线上和线下两类，线上就是向类媒体平台推送信息流广告，获取缺牙客户的信息资料后进行跟进并转化为预约到店；线下的方式可以是在商超等客流量大的地方设咨询点以及在社区投放广告，宣传到店领取免费礼品（通常是老年人喜欢的鸡蛋等生活用品）。这类公域导流方式需要投入大量的市场费用，在种植利润被压缩的市场环境下，门诊管理需要慎重考虑这类投入。外部公域导流的方式也不属于本书所推荐的内运营下的种植高效模式的内容。获客成本比较低的方式是内部综合转诊以及种植老客户介绍两类，这都需要种植专属客服进行大量细致的工作。种植咨询需要具备全面的种植医学知识以及谈单技巧，种植管家则需要进行全流程的客户信息维护，包括提醒手术日期、交代术前术后注意事项、提醒戴牙日期以及跟进客户的家庭、社区、工作等情况开展促老带新的工作。种植的报价方式也是很重要的一环。种植业务天然和综合业务有着密切的联系，它们之间的相互转诊是非常常见的业务形态，这其中的客户维护工作也需要种植管家来完成。

种植高效模式的建立，在当下种植集采政策的环境下显得尤为重要。种植手术的高效率，可以帮助压缩运营成本，并且形成"强者恒强"局面。所以目标发展种植业务的口腔门诊管理者，需要建立一套完整的种植高效模式来应对市场竞争。

2.2.5 综合业务高效模式

综合业务高效模式，其实这个命题本身并不太准确，因为综合业务是其他细分业务发展的源头，反过来说，正畸、儿牙、种植业务均可以独立高效运行后，综合业务在去掉了模式不尽相同的业务后也会变得高效起来。当然，综合业务也有其自身的特点和规律，最大的特点就是医生和助手进行小团队组合的"个体户"模式。可以说，只要充分保证"个体户"工作的自由度，高效模式就可以建立。另外一方面，综合治疗的产品类型很多，对于一个客户的升单开发很重要，这也是综合小团队的重要工作方向。所以个体户、重升单就成了综合业务高效模式的标签。

综合业务高效模式的硬件资源配置就是一个医生、一个助手、一台牙椅。其小团队的工作效率在长期的配合下形成足够的默契度，各种工作效率也会很高。门诊管理者需要做的就是不要强加干扰，让医生和助手固定搭配，充分磨合。另外在谈单转化方面，需要进行一些技巧性的培训，或是增加一名咨询师负责重要客户的谈单。当然综合业务的高效模式十分考验医生本人的主导性，在多个医生小团队的对比下，"个体户"之间一定会存在成绩差异。这里提出这一现象，也是希望门诊管理者可以用包容的心态来接受，然后再寻求其他提升的方式。

案例

QS 齿科的正畸高效模式转型之路。

起初，QS 齿科以综合业务为基础进行正畸项目的开展，但是随着客户量的增多，逐渐就出现了周末客户量大、牙椅不够用，候诊区积压许多客户前台不知道先叫哪位，临时来的正畸初诊没有时间接待，忽略了复诊预约时间客户治疗进程受耽搁等问题，客户体验越来越差。后来 QS 齿科进行了一系列的优化改造，其核心改造包括正畸复诊流程优化、正畸初诊流程优化、正畸标准化诊室的建立、正畸客户全流程峰值体验策划、正畸现场接待分诊带诊规则、隐形牙套盒摆放规则、正畸专科助手培训、正畸客户信息协作系统等，当一整套的变革管理工作落地执行之后，正畸高效模式就得以稳定维持了。当然以上每一个项目都是经过科学的问题分析和有效管理统筹来进行的。QS 齿科的正畸模式已经稳定运行数年，客户满意度和员工满意度均很高。

2.3 口腔门诊的客户服务目标

口腔门诊的发展不能偏离需要最终服务客户的目标。反过来说，所谓的发展模式或者业务形态都需要建立在客户服务的最终目标上。但是客户服务是一个大的概念，任何企业都需要认真对待。那么客户服务的目标对口腔门诊的内运营方向有什么启示呢？

2.3.1 是客户还是患者

不知道大家如何称呼自己口腔门诊中的客户，是称作患者还是称作客户？有些人认为应该称作患者，因为这是一个医疗单位，来到口腔门诊的是需要得到医疗服务的患者。而也有另外一部分人认为应该称作客户，因为口腔门诊不仅仅需要治疗疾病，也需要提供关怀、照顾、答疑、解惑等服务内容。所以口腔门诊的经营业态是这样一种双重的身份，它既有医疗的属性，又有商业的属性。医疗的属性决定了口腔门诊需要治疗疾病，需要将患者的主诉用医疗的方式解决。而商业的属性决定了口腔门诊需要向即将或者已经在口腔门诊进行了消费行为的客户提供全方位的服务。然而口腔门诊中客户服务的内涵又有别于其他行业，因为它具有医疗的属性。医疗性质的客户服务，可不是简单的端茶递水、微笑迎接等表面的客户服务。到口腔门诊就诊的客户（患者），他的最主要的需求是治疗他的疾病，但是在治疗疾病的过程中，会衍生其他服务内容。比如客户是否能在繁忙的工作中方便高效地得到医疗服务，或者医嘱是否清晰准确，回访是否及时，又或者能否通过语言行为等方式来帮助患者化解对医疗的恐惧感等。医疗性质的客户服务内容会有很多，但是都要以医疗为核心。

在本书中，我们推崇使用"客户"这个提法，因为客户的内涵更广，可以将我们的服务理念升级。客户关系水平可以有四个等级：顾客、患者（或委托人）、会员（或朋友）、恋人（或家人）。口腔门诊作为医疗单位，进店客户的关系水平从一开始就直接跳过了最初等级的顾客关系水平，因为顾客的关系发生在超市、餐饮这样的高频消费场景中，商家和大多数客户仅存在一面之缘，完成当次交易之后可能就不再产生什么联系了。而口腔门诊的客户，是抱有医疗主诉来寻找医生治疗的，医生对患者的情况越熟悉和了解，患者就越满意，反过来说，患者这样的客户非常希望把关系水平提升到很熟悉的程度，这样才有利于口腔治疗工作的开展。然而医患关系的客户关系水平还只是单向的——患者主动寻找医生——这样的关系水平还不够高。客户关系水平再进阶一级就属于会员或朋友关系了，双方的关系会绑定得更持久，双向的熟悉度也会更高。不少口腔门诊会做会员体系，期望为进店的客户提供更长期的服务，而门诊要求员工也需熟悉客户的名字、喜好、特殊需求等，显然这些所体现的关系水平都必须是好朋友以上的关系了。最高等级的客户关系水平是恋人或家人。当然这里的意思不是真的去和客户谈恋爱，只是为了描述这样一种非常近的关系水平，就像是恋人或家人一样亲近的关系，长久地在一起。你与你的口腔门诊的客户有没有达到家人的关系水平呢？你的客户有没有不因治疗的目的而到门诊来串门，送点好东西顺便聊聊天呢？你的客户有没有小时候在门诊做治疗，长大之后上学了、工作了、结婚了、生子了都来门诊看望你呢？在你门诊经营遇到烦心事时有没有想跟哪个客户倾诉呢？类似这样的客户，如果有，那么恭喜你，你有了一些最高等级关系的客户了。

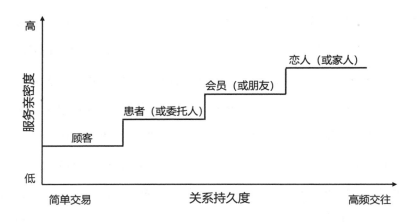

图2—4　口腔门诊与客户的关系等级也符合一般的客户关系原则

使用客户这一提法，还可以让我们清晰地看到我们的客户应该从何而来，以及我们应该朝什么方向去做客户维护。

2.3.2 口腔门诊的营销漏斗

在市场营销管理的理论中，营销漏斗的概念是经典的理论之一。漏斗模型启发我们思考目标客户从哪里来、如何逐级转化，以及客户维护的方向在哪里。

我们先来按照营销漏斗的概念，给口腔门诊画一个客户逐级转化的漏斗模型。首先口腔门诊的产品是提供看牙的服务，所以所有的普通大众都可以成为口腔门诊的潜在客户群。然后对于自己品牌的潜在目标客户在市场竞争的情况下就衰减到数量有限的关注粉丝了，这里的粉丝量直接由口腔门诊品牌效应所决定。当然不是所有的潜在粉丝都有可能转化为到店的初诊客户，这一步的转化率就需要做引流产品和老带新的口碑传播来提升。到店的初诊客户也不会百分百地成交，想要提高成交率就需要针对不同的业务细分来做科学的团队协作流程梳理，让客户在有限的时间、空间内获得足够多的有效信息，客户就可以做出是否成交的判断。客户成交之后，门诊还希望能够长期留下来进行复购，比如口腔治疗完成了也可以定期来门诊洗牙，不过能够成功转化为复购客户也不是一件容易的事情。最后，可能有一少部分客户可以主动为口腔门诊进行转介绍推荐，但是如果口腔门诊能有一些这样的转介绍客户，那么他们将为门诊带来非常可观的收益，这也是口腔门诊做客户服务的终极目标，因为客户的满意度指标就是推荐概率。

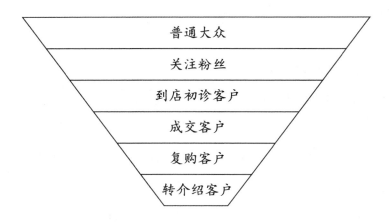

图2—5 口腔门诊客户转化漏斗模型

　　从漏斗模型上看，为达到口腔门诊转介绍客户数量的最大化目标，其实现方式有两种，一种是让客户尽可能多地进来，另一种是减少每一级客户转化时的流失。

　　不同的业务形态对应的漏斗的形状也不尽相同。比如正畸业务，从潜在的客户需求来讲不是一个常规的高频需求，而正畸的长周期治疗又会使客户转介绍的概率较高，所以正畸业务漏斗模型应该是一个开口不大但比较胖的漏斗。这样的分析提示我们对于正畸业务需要重视每一个可以做转介绍的老客户，他们就是"活广告"，可以精准影响身边潜在有正畸需求的人，比门诊泛泛地"砸广告"效果要好得多。

　　又如儿牙业务，几乎所有的适龄儿童都应该到口腔门诊做定期的牙齿预防护理工作，是一个高频需求，但鉴于家长的意识以及孩子上学等诸多因素的影响，能坚持长期到店的客户就会很少，最终转化为门诊的会员量也有限，所以儿牙业务的漏斗模型应该是一个开口很大但下口比较尖的漏斗。这样的分析提示我们，对于儿牙业务应该珍惜每一个初诊到店的客户，漏斗开口不能无限扩大，但可以通过门诊团队的精细协作把客户服务到极致，就可以产生效果不错的客户转化，最终转变为门诊的会员粉丝。

2.3.3 打造超客户预期的服务

超客户预期的服务应该是客户服务终极状态了。这里，我们首先需要区分两个概念，客户的感知价值和产品的内在价值。对于口腔门诊的服务体系来说，产品的内在价值就是门诊所提供的医疗服务能否按照医学的要求完成所有操作并达到治疗效果，而客户的感知价值就是客户所能主观感受到的医生传递给客户或者客户所见所闻的有关治疗过程的信息，内在价值和感知价值在很多情况下是不完全相同的，甚至是相反的。比如儿牙客户的治疗，产品的内在价值是龋齿有没有完全治好，而客户的感知价值会更多地来自孩子在治疗时有没有哭闹以及治疗后是不是情绪稳定。早年间公立医院的服务其实就是只注意产品的内在价值，一味要求孩子不许哭，甚至要求家长配合控制住孩子的身体，以求顺利完成口腔治疗，但现在多数民营口腔门诊会使用科学的行为来安抚孩子恐惧的心理，很多孩子可以开心地完成全部口腔治疗，家长的感知价值就会很高，在这样的对比下，客户一定会选择感知价值高服务好的口腔门诊来就诊。

其实对于口腔门诊来说，客户对于产品的内在价值是很难了解的，因为医疗产品的内在价值需要许多的医学视角，客户所获得的其实都是感知价值，所谓的牙齿是不是不疼了、牙齿是不是看起来齐了、医生是不是耐心地提醒自己注意事项、客服小姐姐是不是夸自己变好看了，等等。个别口腔机构把感知价值应用得有些极端了，可能一个矫正失败的案例也可以被门诊向客户沟通为是由于客户配合度的问题才导致矫正的效果欠佳，而能达到如此的矫正效果已经是医生尽力而为的结果了，客户还因此而满心感谢。这样的极端沟通案例我们是不推崇的，但是这却让我们看到了客户感知价值的重要性。

打造超客户预期的服务，对口腔门诊来说其实也简单。时时建立客户感知价值的思维方式，跳出固有的医疗产品的内在价值，不断与客户进行直接沟通，了解他的想法、迎合他的诉求、解决他的个性化问题、制造他能感受到的专属小惊喜。口腔客户感知，往往在于"哇，XX 医生，你居然如此了解我"。口腔门诊的客户关系，首先是医患关系，患者虽然不期望医生能了解自己很多，但他很乐意被医生了解更多，因为医生越了解患者，医生对患者的疾病把握就越准，治疗效果也就越好。所以，不用像其他行业那样需要做产品包装、赠送礼品等形式的感知价值，足够了解客户就是最好的感知价值。

打造超客户预期的服务，就是提供足够了解客户的感知价值，其实也就是简单的那句话：用"心"去服务客户。

2.3.4 全员皆客服

我们讲全员皆客服，要建立在区分内部客户和外部客户概念的基础上。像医生和助手这样的一线工作人员，他们是理所应当的客服人员。因为他们直接面向外部客户，直接为消费者提供有价值的医疗服务。但是隐藏在一线工作人员后面的行政人事以及各管理岗位上的人员，同样是客户服务的主体，他们需要向一线工作人员这样的内部客户提供服务。

前台预约是客户服务，处理投诉是客户服务，医生的医疗是客户服务，医患沟通是客户服务，助手的操作是客户服务，助手回访是客户服务；市场工作人员开展活动，赢取客户的兴趣，也是客户服务。一线的工作人员去服务客户时，不能只由自己辛苦地做所有事，往往要向后勤管理人员提出需求，让他们去解决一些问题。所以全员皆客服，是为了学会如何在企业内部高效流转、协作，从而优化客户服务。

举个例子。在客户关系管理上，大家会要求前台登记客户信息，去采集客户的满意度，并且定期上报有关客户各种详细资料的数据。不知道大家有没有碰到这些情况，客户信息登记不准确、有遗漏、有错误，满意度调查的数据样本量很少、有偏差，甚至没有太多分析的价值。但这也是客户服务工作的一部分，一线工作人员明白做这些工作的意义及价值。那为什么客户的数据会不准确，而且采集得比较混乱呢？满意度的调查，使用 A4 纸表格进行登记的方式很占用一线工作人员的时间。如果只是一味自上而下地要求其做这件事，并没有对其本职工作产生很大帮助，还占用了不少工作时间，那一线工作人员只是被动地去完成任务，完成的质量就得不到保证。

所以如果是换个思路：首先，让一线工作人员理解"这份调查是自身需要的"，可以评估自己的服务水平，自己可以汇总分析这一段时间内客户成交、流失、转化等数据信息。然后，后台管理团队也着手去辅助他们更好地完成调查工作。从最早的用 A4 纸来登记客户信息，变成用 Excel 设计一套客户关系管理的模板，供每个客服人员去使用。再到后来，管理团队利用钉钉的平台，自主研发客户关系管理的登记程序。每一次优化，都让数据采集变得更简单，让数据处理更智能，让信息反馈更自动，让分析的结果更有意义。

根据这个例子，我们来搭建一个内部服务的模型，后勤的管理人员向一线的工作人员提供服务，一线的工作人员向客户提供服务。在我们主动地去获取外部客户反馈信息的过程中，我们的后勤管理人员，通过优化信息采集的方式，主动帮助一线员工获取反馈信息，从而提升及改善自己的工作价值。这条价值链传递得越好，员工之间分工协作才能越好，才有可能达到良好的团队合作的模式。

大家应该都知道蝴蝶效应吧？一只在南美洲热带雨林中的蝴蝶，偶尔扇动几下翅膀，可能导致两周后在美国德克萨斯的一场龙卷风，客户服务的价值链也是如此。所谓全员兼客服，不是指所有工作人员都要向在诊客户笑脸相迎、端茶递水，他们是有工作分工的，通过自身的工作价值，经过一级一级的传递和扩大，给诊所客户提供更有价值的服务。

2.4 口腔门诊的利润结构

在这里，我们首先说明一下，本节所讨论的口腔门诊的利润结构，是不适用于非营利性口腔医疗机构的。不过，行业内绝大多数口腔医疗机构，尤其是民营口腔门诊都属于营利性口腔医疗机构，而这些口腔门诊的老板——医生创始人——其实对财务知识的了解并不多。事实上，口腔行业的财务规范还不健全，还未形成相对公认的标准化的财务分析标准。在这里，我们不是严格地从财务报表的专业视角来审视，也仅就口腔门诊的营收和成本的典型结构尝试做一些探索，并对口腔门诊的利润结构的增值方向做一些讨论，供读者参考。

2.4.1 口腔门诊的营收结构

我们分析口腔门诊的营业收入，首先要看各类口腔医疗服务产品的项目设置、定价策略和收费方式。民营口腔门诊的产品定价可以自行确定，在市场上收费项目的设置缺乏统一的标准。不过总体而言，口腔门诊的产品设置和定价分为两类：一类是按照传统医疗项目的定价方式，在耗材成本的基础上加价形成医疗项目的定价；另一类是按照商业产品的思路，将某一项目或某几个项目医疗服务打包，按照有市场竞争力的原则来定价，不因所使用的耗材而产生变动。比如，有的口腔门诊给正畸业务做了产品化的项目设置，固定矫正无论选择金属托槽还是陶瓷托槽，即使陶瓷托槽的成本要比金属高，其收费也都是一样的。产品化之后的好处是可以让客户更聚焦在医疗服务的效果上，而不是所使用的耗材上，当然可以打包的产品耗材也需要在成本上差异略小为好。客户的缴费方式一般是按实缴纳，即做了什么项目缴什么费用。当然也有一些高客单价的项目门诊会提供分期付款的服务。对于前文所述的儿牙会员的套餐卡，收费方式就是一次缴清，分次划扣。

其次要看口腔门诊的营收组成，一个是按医生维度，一个是按产品项目维度。按医生维度进行分析，就可以看出不同医生对门诊营收的贡献度。由于口腔医疗产品全部必须由某个医生来完成，不存在没有医生就可以收费的项目，所以门诊的营收就等于各医生名下的营收之和。这里需要提醒一点，在核算医生薪资时会使用医生业绩（或医生绩效）的概念，在有套餐卡券或预收欠费等情况下，医生的业绩需要在营收的基础上做调整。按产品项目维度进行分析，可以区分各细分产品的营收占比或趋势变化，以便分析口腔门诊的优势项目、增长方向或主导业务等信息。正畸主导型的口腔门诊可以看正畸业务的占比，以及进一步细分之后看固定矫正、隐形矫正、舌侧矫正的分项占比等。

再次要看口腔门诊的新产品开发或旧产品淘汰。口腔医疗技术发展速度很快，新材料、新技术、新设备层出不穷，口腔医生也需要跟上时代的潮流，不断开发新产品为客户提供新服务。比如显微镜已经广泛应用于临床操作，显微根管治疗需要医生的技术提升，同时也解决了一些难度较大的根管治疗病例。显微根管就是一种新产品，可以为门诊提供新的营收增长来源。又比如，当口腔治疗的麻醉技术可以使用机器蠕动注射的方式，既安全舒适又剂量稳定，那么传统的人工注射方式就会逐渐被淘汰，有的门诊已经全面取消人工注射的麻醉收费。

最后要看口腔门诊产品服务中的非医疗的增值服务内容。口腔门诊之间提供的产品内容其实是基本相同的，区别就在于医生的技术水平和非医疗的服务体验。非医疗的增值服务是可以为产品的定价提供附加值的。比如洗牙时，有的门诊可以提供包含脸部按摩、呼吸放松等非医疗的服务内容，让洗牙过程从忍受变为享受，当然这样的洗牙产品服务定价要比一般门诊洗牙价格高。

2.4.2 口腔门诊的成本结构

口腔门诊的成本结构可以分为显性成本和隐性成本两大类。

显性成本就是口腔门诊实际需要支付的成本支出。一般来说，口腔门诊的显性成本支出项目有房租、物业、水电、耗材、义齿加工、职工薪资、市场营销、办公杂费以及固定资产的摊销折旧等。其中需要说明的是，口腔门诊的材料库房内的存货价值也是显性成本，如果需要做精细化的成本核算，其存货价值也需要做一定比例的折算计提。

隐性成本的内涵就比较多了。比如一个引流客户的获客成本，再考虑到线上投流的成本以及各个环节的转化流失成本，再加上到店服务该名客户的机会成本（因为服务这名客户时就无法服务其他客户了），可以折算一个引流客户的获客成本。再比如内运营管理后台由于流程不合理，导致工作分配不均衡，超额配备了助手，这些助手的空闲时间也是隐性成本。

案例

假设一个引流客户的转化过程是这样的，一个线上的表单线索成本为100元，50%转化为预约，50%转化到店，25%转化为会员，那么转化一个会员的成本为1 600元。

客户到店之后，门诊对于初诊客户的沟通接待需要1个小时，而接待其他的复诊客户只需要 15 分钟，复诊的次单价为 700 元，则转化这个客户的机会成本就是 2 800 元。

所以引流这个客户的隐性成本金额就是 4 000~5 000 元。

2.4.3 口腔门诊的利润来源及增值方向

我们在清楚了口腔门诊的营收结构和成本结构之后，就可以分析思考如何让口腔门诊持续营利了。我们这里不做严格的财务核算，只是从概念上来说，利润 = 营收 - 成本。有了这个数学公式，增加利润的方向也就有了，增加营收及降低成本，即所谓的"开源节流"。

利用我们上述价值传递链的概念，增加营收就是优化医疗资源和客服资源，做一些产品项目的新组织新定价、优化医生科室、开发新产品淘汰旧产品，以及利用非医疗的增值服务来提升附加值。当然口腔门诊医生是核心，所以很多门诊要不遗余力地送医生出去学种植、学正畸等这样的高单价产品项目。

那么内运营管理的优化会产生什么效果呢？就是降低成本。显性成本和隐性成本都可以在内运营管理体系的优化过程中得到控制和降低。内运营管理工作本身可能无法直接创造营业收入，但是可以通过控制成本来达到增加利润的目的。这里需要说明的是，控制成本不是简单的不让花钱，而更多的是通过流程体系的优化来达到资源的合理配置。

口腔行业市场的日趋成熟，意味着有技术会看病就可以挣钱的时代过去了。从利润结构的分析来看，医疗资源虽然一定是影响利润的核心资源，但不是唯一资源。在市场竞争日趋激烈的今天，在医疗资源逐渐饱和之后，门诊之间比拼的就是客服的增值服务内容和后台内运营管理的水平（图 2—6）。

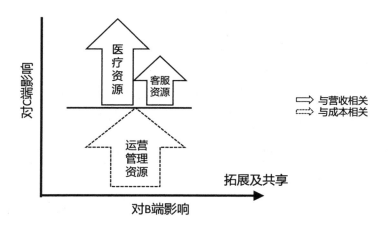

图 2—6　口腔门诊的单店增长及平台拓展模型

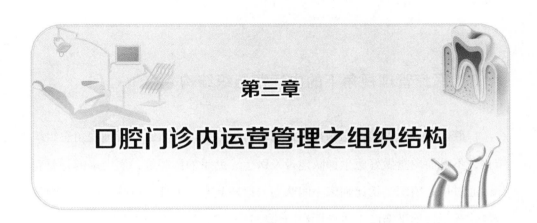

第三章
口腔门诊内运营管理之组织结构

　　做好口腔门诊内运营管理，首先是要做好门诊团队的组织管理，而组织管理的第一步就是搭好组织结构。很多人不理解什么是组织结构。大家可以理解为盖房子，其结构就是要计算地基要打多深、柱子要多粗、房顶是尖顶还是平顶，以及采用钢材还是木材，水泥砂石的混配比例等。其实有关人的组织结构的内容也是一样的，就是需要研究谁与谁为一组来工作，谁应该负责管谁，需要多少人员才能完成任务，以及对于每个岗的要求如何，员工能力如何盘点和优化等。组织结构就是宏观的框架，是其他一切具体工作的基础。组织结构搭建的方向就是为了实现口腔门诊既定的使命目标，可以说，组织结构搭不好，其他具体工作再努力都会事倍功半，甚至南辕北辙，达不到目标。组织结构也是内运营管理工作的"上层"手段，是高管手中的管理利器，可以说组织结构的调整水平是非常考验高层管理者管理智慧的。在口腔门诊中，要做好组织结构管理，还需要深刻理解其医疗特质，做符合医疗规律的组织结构搭建。在涉及组织结构中的工作内容时，一般会使用岗位职责的概念，这样不会造成因人员变动而导致工作内容发生改变的情况。

3.1 医疗管理视角下的内运营组织结构

口腔门诊内运营组织结构首先需要符合医疗规律。从医疗管理视角看组织结构，不是简单指做好医生梯队建设及医生、助手的招聘等，而更多的是要看如何通过搭好组织结构让临床小团队高效运转起来。另外，口腔门诊的组织结构搭建要很好地平衡医生主导性和门诊经营业绩的关系，最终需要确定什么岗位是口腔门诊的最高管理者。

3.1.1 口腔医疗的风险管理

口腔门诊是由医生主导的。医生主导口腔门诊的医疗服务工作，其核心就是做好医疗的风险管理。口腔医疗的风险管理就像产品的质保一样，是口腔门诊的生命线。一旦出现严重的医疗事故，门诊可能就面临极大的信任危机。医疗服务的风险管理只能由医生群体来负责，其他的岗位角色没办法越俎代庖，这就需要一个组织结构来全面负责口腔医疗的风险管理。

口腔门诊的医生群体一定是单独管理的。无论医生是否还有门诊或科室的归属性质，都应该有一个独立的医生管理组织。这个医生组织主要负责以下几类工作：

（1）医生的培训和学习。无论出于医生自我的职业发展还是门诊需要上线及推广新的医疗产品，各级医生都需要不断精进自己的专业技术、提升自己的专业能力。口腔行业的发展十分迅速，新技术、新材料广泛应用于临床操作中，比如近年来出现的 3D 打印技术、种植导航技术、数字化口腔扫描系统、AI 智能病例方案系统等，都对口腔医疗技术的推进起到了很大的作用，而医生也需要紧跟技术的发展，加强自我学习。培训可以分为内训和外训。内训就是门诊内部的医生团队相互交流，外训就是外出参加培训课程或请外部专家到店来进行培训。门诊内部需要设置定期医生培训学习会，一般的周期是一月一次或一月两次。医生的培训和学习部分也包括举行优秀病例展或病例比赛这样的内部竞赛机制。医生的培训和学习是一个口腔门诊持续发展的动力源泉，门诊管理者在整体运营费用中需要拨出一定比例经费用于支持医生的培训和学习。

（2）临床治疗质量控制。口腔医疗行为是严肃的，每个病例的完成都可以有相关的质量标准。口腔门诊的医疗服务质量就取决于每个医生的牙椅旁操作，由于口腔作业位点分散、医疗完成质量肉眼不可见，如何对每个口腔治疗都做到很好地质量把关确实是个难题。一般来说，口腔医疗的质量控制工作通常有前置的操作审批和后置的病例抽检两种方式。前置的操作审批就是对医疗操作做分级管理，医生是否允许完成某一难度等级的操作需要经过相关上级医生或组织的审批；后置的病例抽检，就是在依照相关的规则对各医生临床已完成病例做抽样检查，当然需要参照已制定好的病例完成的质量标准。不过，口腔医疗质量控制工作，最好还是建立在完善的医生培训和学习工作的基础上，依靠必要的医生群体的自律性来实现。

（3）医生评价体系制定。这一部分工作包括年轻医生的定级以及医生梯队的晋升考核。类似于多数学术机构所设置的职称评定。口腔门诊的医生评价标准主要以其医疗专业的水平为依据来制定。

（4）医疗新项目上线审核。在新技术支持下的新医疗服务需要首先经过相关医生组织的审核之后才可以进行，当然服务产品的定价及推广方式还需要结合非医疗运营团队的意见来综合制定。

（5）医疗新材料或新设备采购审批。口腔行业的发展日新月异，临床使用的新材料、新设备层出不穷。口腔医生希望尝试开展使用新的材料或设备，但是综合考虑成本因素，采购时还是需要经过审批才能进行。在充分满足医生诉求的情况下，审批的目的主要是讨论一下采购的方式（长期申购还是短期试用）、型号种类（是所有型号还是部分型号）、医疗应用场景（各专科通用还是仅少数医疗操作使用）等。必要时，也可以先由医生本人提交可行性报告。

（6）助手的培训与考核。临床助手的医疗操作培训与考核也是需要由医生群体来负责的。助手的临床工作，包括了各类口腔物品的认识和归类整理、仪器设备的操作、椅旁四手操作配合等。助手的临床工作一方面是年轻医生的学习起点，另一方面也是需要在专业医生的指导下来满足医疗治疗工作的需求。在组织结构中，可以存在助手的独立组织，但是其上级管理组织应该是由医生来负责的。例如，某口腔门诊助手培训内容如表3—1所示。

表3—1　某口腔门诊助手培训内容

大纲	内容
口腔助手的职能	口腔助手行业发展与现状
	助手岗位职责
	助手成长路径
口腔四手操作技术	掌握医护患的体位、关系位置
	掌握器械传递及交换方法
	吸引器的使用
口腔常见材料调拌技术	玻璃离子调拌技术
	藻酸盐调拌技术
	硅橡胶调拌技术
	石膏调拌技术

续表

大纲	内容
模型制取与灌注技术	藻酸盐模型制取技术
	石膏模型灌注技术
口腔基础理论	牙位记录方式
	口腔的应用解剖生理
橡皮障隔湿技术	橡皮障的种类
	临床常见上障方式及配合
充填术配合	树脂、玻璃离子充填的术前用物准备及配合流程
	充填术后注意事项
口腔麻醉配合	口腔常见麻醉方式及配合流程
口腔卫生宣教及菌斑染色	手动、电动牙刷的刷牙方法
	牙线、牙缝刷、冲牙器的使用方法
	牙膏特性及选择要点
	菌斑染色评估
窝沟封闭的配合	窝沟封闭的术前用物准备及配合流程
	术后注意事项及回访
成人根管治疗配合	成人根管治疗的术前用物准备及配合流程
	术后注意事项及回访
根尖片拍摄技术	根尖片拍摄流程
	拍摄体位要求
	根尖片拍摄角度
修复体试戴与粘接配合	修复体试戴与粘接的术前用物准备及配合流程
	修复材料介绍技巧
	临时冠的制作与粘接配合
一般牙拔除术的临床配合	一般牙拔除术的术前用物准备
	术后医嘱交代及回访
	常见拔牙术后问题解答
口腔科院感	牙科器械消毒流程
	物表、空气、管路消毒要求

（7）口腔医疗感染控制。任何医疗行为均需要在严格的感染控制条件下进行。口腔疾病治疗是在有菌环境下进行侵入性操作，常规接触患者的唾液、血液及龈沟液，是肝炎、艾滋病及梅毒等血源性疾病传播的高风险环境。全体口腔医疗人员应严格执行无菌操作原则、标准预防规定与职业暴露防护措施，在口腔诊疗中严格遵循感染控制原则，包括开诊前、操作中、诊疗后、全天班后及每周和每月的感染控制措施，保障医疗人员和客户的安全。口腔医疗感染控制的内容主要包括器械的流转与消毒供应、诊室及工作台的消毒、医疗人员的防护等。

3.1.2 医疗及非医疗的双线管理

针对口腔医疗机构需要由医生群体主导负责的一些关于医疗风险管理的内容，需要有相对应的组织结构设计来有效完成。这里就引入了口腔门诊在组织结构设计中最重要的一个概念：医疗及非医疗的双线管理。

所谓双线管理，就是两条管理路径，即医疗的事务有医疗管理线，而非医疗的事务有非医疗管理线。医疗性的事务主要就是与口腔医疗的风险管理相关的各类事项，非医疗的事务就是与企业的经营管理相关的各类事项。双线管理，能够充分满足口腔门诊消费医疗属性。

双线管理方式需要有相匹配的组织结构方式。大部分口腔门诊会成立医疗部这样的管理组织来负责医疗事务线的管理工作。这个管理组织可以下设几个具体的管理职能部门——有负责医疗事务性工作的医务部，有负责医生人员管理的医生委员会，再加上负责所有助手工作统筹的护理部——并且在门店中有门诊主任这样的医疗事务管理岗。各口腔门诊或连锁口腔机构可以根据自身管理工作的繁重程度来决定管理部门是否需要全职管理人员。一般来说，医疗部的管理工作均由临床医生或助手兼任，一方面是由于这一部分的工作不属于日常办公性质，而更多的是组织相关人员开会讨论，另一个很重要的方面是医疗管理工作一定要结合临床实际，如果管理人员没有同时从事一线临床的工作，很有可能会出现"纸上谈兵"、管理工作不落地的情况。具体的人员岗位设置，在口腔门诊还是单店，规模较小时，医生创始人本人就应该是医疗部的负责人，也不需要下设许多职能部门；当门诊发展规模壮大时，可以提拔其他优秀的医生组建医疗部及下属各职能部门。一般情况下，当医生人数小于 100 人时，医疗部的管理人员都应该由临床医生来兼任；当门诊发展进一步壮大，会产生大的集团总部时，可以视情况来设置医疗部的专职岗位，但医疗部的主管仍应该是开展临床工作的医生。

与医疗部平行相对应的就是负责所有非医疗事务的运营部。作为一个企业的组织形态，运营部的工作职责就是负责口腔门诊的经营管理，为门诊创收、提效等内运营管理工作提供支持，具体可以有负责财务核算的财务部、负责客服流程和体系搭建的客服部、负责营销获客导流的市场部、负责行政及招聘入离职手续的行政人事部、负责耗材采购和仓库出入库管理的物流部等，以及在门店现场设置有负责口腔门诊现场管理的门诊经理管理岗。运营部的管理岗位设置可以根据口腔门诊规模来调整，门诊规模发展壮大之后，可以设立一些专职的运营管理岗。但无论是哪种运营部，门诊管理岗设置专职人员之后，一定需要注意他们和临床事务的对接，即需要他们经常"下门诊"，避免出现工作脱离临床，又以"总部"的名义来发号施令，导致运营工作干扰了正常的临床工作。运营部一定需要牢记为临床提供服务的理念，在充分了解临床医疗工作的基础上，提出可执行落地的运营解决方案。比如，不能因为财务部需要某些数据，而要求前台填表上报，殊不知前台已经有很多表要填，而且财务部需要的数据通过二次加工门诊管理系统导出的数据就可能得到。再比如，物流专员负责库房的出入库管理工作，虽然向各诊室发放材料有门诊统一规定的日期，但是为满足不在领货日也可以在紧急情况下取到库房内的特殊物品，就需要设置领货的应急流程，既保证已有管理规则不失效，又保证临床急用时可以拿到自己所需的材料，满足临床需求。可以说在口腔门诊的运营管理人员，无论什么级别，无论是否单设总部结构，都需要有足够的领导力，都需特别注意与临床人员的沟通方式，一定要站在临床团队的立场上思考自己的工作如何以最小的临床干扰程度来进行推进，不然就可能出现"外行管内行"的不良现象。

医疗和非医疗双线管理，也不意味着它们是两条平行线。双线管理是既独立工作又相互协同的关系。比如一项新的医疗服务的上线推广工作，需要医疗部的前期医疗审核，门诊的技术地基是否扎实，有没有医疗风险，这部分工作是不需要运营部来参与的；而产品的定价原则以及相关的医生绩效核算办法，则需要医疗部和运营部共同协作参与制定；最后产品的上线推广和获客导流，又需要以运营部为首来进行主导，医疗部则需要观察一下客户的反馈以便优化改进医疗服务内容。

总体来说，医疗和非医疗的双线管理需要掌握好度，既不能彼此分割，像两条平行线一样没有工作交集，也不能界限不清、相互推诿导致事情没有推进或是没有头绪、不分重点，而出现事情越处理越乱的情况。从管理岗位的人员协作来说，医疗部主管（门诊主任）和运营部主管（门诊经理）以及他们的上级领导（一般是院长）需要有高度的协作能力，保持信息的高度同步。这里所指的双线管理的协作和同步，一方面指让信息保持交流的"合"的部分，另一方面也指在医疗思维和运营思维的拆解下把复杂的门诊实际问题按性质归类清晰的"拆"的部分，有拆解、有整合，双线管理的运行才能是良性的。所以，即使是门诊规模小的时候，可能前述三个管理岗是由同一个人来兼任的，也需要管理者将复杂问题拆解为医疗或非医疗后再开展下一步工作。

举例：某口腔门诊的预约规则优化

RS 口腔门诊的正畸客户快速增加，复诊的在治客户（已戴牙套但还未结束的客户）数量已经近 800 人，同时每月还会有 100 余人的正畸初诊进店咨询，在只有一名主治正畸医生的情况下，门诊的接待负荷已经无法承载如此大的容量。在现有员工能力和牙椅配置的情况下，所能快速进行改进的工作就是做预约规则的优化。优化预约规则，这是一项典型的需要医疗管理线和非医疗管理线共同协作完成的工作。

预约规则，首先涉及的问题就是可预约的时段、每个预约项目的时长、同一时间段预约客户容量的上限以及各预约项目可以相互重叠的原则等，这些规则的制定都属于非医疗管理的范畴。但是预约项目的重新分类、每个项目的操作时长、医生在操作项目的执行先后顺序等都是属于医疗管理的内容。在医疗管理和非医疗管理协作将上述所有问题的答案获取之后，才可以去制定新的预约规则。

RS 口腔门诊经过医疗和非医疗的分析，最终确立了 28 项新的正畸预约操作项目，测量了每个操作项目时长，从 10 分钟到 2 小时不等，同一时间段预约客户的容量上限需要保持和可使用牙椅数量相同，同一时间段预约的叠诊原则就是保证在不同项目的操作次序下，医生的操作时间不重叠。经过了这一预约优化，RS 口腔门诊的正畸就诊秩序明显好转。

3.1.3 临床小团队

以医生为主导的临床小团队可以说是口腔门诊运行的最小细胞单元。进行口腔门诊组织结构设计的最终目标就是保证临床小团队的高效运转，以创造优质的医疗服务和显著的经济效益。除了医疗和非医疗的管理组织结构搭建外，临床小团队的搭建也是非常重要的组织结构的工作内容。

最简单的临床小团队，就是开展综合治疗业务的医生和其助手的搭配组合，管理者将助手根据一定的原则分配给各医生进行四手操作的配台工作。正畸高效模式下小团队组建原则可以是1名正畸主诊医生加上N名正畸专科助手（N等于牙椅数量加1），X名正畸专属客服（含正畸售前咨询、正畸售后客服及正畸专职前台）。在各高效模式下的典型的临床小团队配置原则如表3—2所示。门诊管理者在配置临床小团队时可以参考因岗位而设置的配置模型，再结合门诊实际员工能力和素质进行团队配置。

表3—2 典型的临床小团队配置原则

临床小团队	典型人员配置
综合高效团队	医生 + 助手
正畸高效团队	医生 +N名正畸专科助手（N等于正畸牙椅数加1）+X名正畸专属客服（含售前咨询、售后客服以及专职前台等岗位）
种植高效团队	医生 +2~3名种植配台助手 +1名种植专属客服（管家）
儿牙高效团队	医生 + 助手 + 共享儿牙专属客服（管家）

临床小团队的概念也包括门诊规模增大之后的科室设置。这里需要说明的是，经过临床小团队概念划分的科室设置与纯医学专业视角下的科室不尽相同。通过临床小团队的概念来划分科室，更多的是着眼于团队的协作关系，比如两名正畸医生与多名正畸专科助手和正畸专属客服共同构成了正畸科，两名正畸

医生交替上班，正畸助手和客服人员会同时配合这两名医生的看诊工作，也就是说两名正畸医生共享助手和客服团队资源，那么这个"大"的临床小团队就是一个科室团队；如果两名正畸医生分别有自己固定的正畸助手和客服人员，不存在人员交叉配合的情况，那么就可以拆为两个"小"的临床小团队，组建正畸一科和正畸二科。当然在组建科室层面的临床小团队时，需要充分考虑年轻医生的带教需求，将有上下级医生带教关系的医生团队划分到同一个临床小团队科室中。

临床小团队的概念也包括助手协作、前台协作等小团队。也就是说临床小团队是可以存在相互交叠现象的。比如在医生为主导的临床小团队中，几名助手是参与其中的，但仍然需要组建所有助手为一个临床小团队来负责进行统一的助手带教培训或院感维护等工作。前台成员也需要成立一个临床小团队，负责日常门诊工作的客户信息整理、回访随访、牙模寄送、候诊区维护等工作，小团队内部有分工有协作，共同将小团队负责的门诊事项完成到位。

总之，临床小团队的设置，就是为了保证小团队内部的协作效率，划分的原则就是根据需要完成的既定工作任务及需要的人员协作关系来做合适的划分归属，这样每个口腔门诊的员工都清楚自己所处的小团队结构，在遇到问题需要请求协作的时候可以找到明确的对象。

临床小团队的设置还需要注意两个问题。一是小团队划分不是一成不变的，需要根据工作任务的变动和进展来适时进行重新调整和划分；二是在保证小团队内部的协作关系之后，小团队之间的协作就由门诊的管理者来负责统筹。小团队的划分和调整以及小团队间的协作，也是需要门诊管理层的双线管理者（通常是门诊主任及门诊经理）来共同协作完成的。

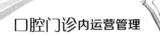

举例：某口腔门诊的临床小团队调整优化

JH 口腔，门诊总人数在 10 人左右，有 1 名正畸医生和 3 名综合医生。起初，门诊内部组织结构划分并不清晰，很多门诊日常工作安排都需要由院长亲自下指令。久而久之，院长既要临床看诊，又要做管理，分身乏术，非常苦恼。后来有外部咨询公司介入，先从宏观分析了门诊的发展现状，发现 JH 口腔作为一个成立近十年的老门诊，近一段时间出现了初诊量下滑的不良现象。进一步分析，发现门诊医生团队长期以来仅关注医疗技术层面的工作，没有关注到客户应该如何个性化维护，从而在市场竞争激烈的当下，产生了客户流失的情况。为了达到将门诊的初诊量提升的目标，组织结构需要做相应的调整，调整的方向就是设立临床小团队，充分保证医助小团队内部的协作，有条件做到个性化维护客户信息，提升客户体验。具体的优化工作有如下一系列内容：

给 3 名综合医生分别固定匹配 1 名助手，组成"一医一助"的临床小团队，即综合科内有三个临床小团队；

给 1 名正畸医生匹配 2 名正畸助手和 1 名正畸专属客服（售后），组成 4 名成员的正畸临床小团队；

将原来单独设置的人事专员划入前台，组建前台临床小团队，统一负责现场接待和后勤等各类门诊事务，支持正畸和综合临床小团队的正常看诊。

JH 口腔做完这些组织结构调整后，所有员工均有机会和客户正面接触，并且每名员工都会存在于某个临床小团队组织中，严格落实早晚会、流失客户信息梳理等流程操作体系的要求，小团队维护客户的工作日渐好转，初诊量稳步提升。

3.1.4 谁为医疗服务负责

先讲结论，医疗服务的管理负责人是门诊主任。

在双线管理的理念指导下，医疗服务的管理线是由医疗部的管理者来负责的。在口腔门诊中，医疗部在门诊现场的管理者就是门诊主任。

在很多口腔门诊中，门诊主任往往是由专业能力和业务水平都很高的"大医生"来担任，而其日常工作是为了保证门诊的业绩，不断增加上班天数、冲高业务量。其实这样的安排是不太良性的。首先门诊主任这个岗是不需要对门诊业绩负责的，门诊主任的首要管理工作是负责医疗事务。其次，为了保证医疗事务的管理一定需要由所谓的"大医生"来担任吗？其实也未必！因为门诊主任是一个管理岗，更需要的是培训、带教、考核等管理能力，也是需要付出精力和时间的，自己可以做好医疗与负起责任管好医疗其实也不可以画等号。

总结一下，门诊主任是一个管理岗，这个岗的要求是对全门诊的医疗服务负责。

3.2 企业管理视角下的内运营组织结构

口腔门诊内运营组织结构还需要满足企业的经营管理需求。从企业管理的视角来看口腔门诊，就需要搞清楚怎样做组织结构搭建才可以促进门诊的业绩增长或者保持业绩在合理的水平线上。企业的组织结构需要有匹配各类业务发展的层级关系和汇报线，以保证企业各岗位的员工可以在管理者的协调和指挥下有节奏有目标地完成企业的业绩任务。口腔门诊的内运营组织结构也需要在企业管理视角下进行科学的搭建。

3.2.1 企业的经营管理

我们借鉴企业营销管理的 4P 理论来分析一下口腔门诊应该重点关注哪些企业管理视角下的非医疗内运营的工作方向。所谓 4P 理论，就是企业在营销管理中需要重视四个方面的工作，即产品（product）、价格（price）、渠道（place）、推广（promotion）。

在产品维度，口腔门诊的产品就是各类口腔医疗服务。内运营的工作方向是对产品做内容设计、成本核算、竞品分析等。事实上很多口腔门诊花了很大精力在提升客户体验上的工作就是在做产品优化提升，目的就是在口腔行业的竞争环境下可以获得更多客户的选择。比如一个正畸产品的交付，总体需要两年左右的时间，而两年期间需要进行月度到店复查，所以为了提升产品的竞争力，在做好医疗治疗的同时还需要提升就诊体验，那么就需要优化现场接待流程和在全周期的客户管理中增加仪式感，这些工作的成本核算，如果全部任务都由正畸医生来完成那么产品的销量上限就会受到限制，如果部分任务可以分给其他助手或客服人员来完成，那么就需要计算成本占比，测算增加的辅助人员的成本，需要很多销售额来覆盖才可以计算合适的固定成本比例。

另外，产品维度给内运营的思考方向是将医疗服务产品化，也就是说将一些具体的医疗工作组合成一个让客户可以感知清楚的产品。这一点对于民营口腔门诊的获客来说尤为重要。在儿牙业务中就需要有很多产品设计思维来对医疗服务进行组合包装和产品化。比如涂氟操作是一个普通医疗服务项目，如果仅仅把涂氟项目作为产品进行销售，那么目标客户就是有氟保护意识的家长，受众群体很小，而且进店之后就只是单次付费很难产生长期的客户黏性，但是把涂氟项目产品化，做成一张口腔预防卡，大多数家长都会对孩子的蛀牙很苦恼，做好口腔预防应该是普适性的需求，而且一张预防卡内含多次的涂氟项目，总价格也比单次付费要便宜，也容易让家长接受和保持长期到店的习惯。当然，口腔医疗服务需要视具体的医疗操作内容才能设计合适的产品，不是所有的医疗操作都可以产品化的。

还有，产品维度给内运营的工作方向指导是为口腔门诊做产品组合（product portfolio），也是就说口腔门诊是以什么产品为特色，或者是否需要开展某一新产品线。产品组合考虑的方向是各个产品线之间有没有互补性或依赖性，而不能仅仅靠老板的喜好来设置。当然在口腔门诊中，所谓的产品组合方式并不多，但是在市场上依然可以看到一些口腔医疗产品组合的例子，比例纯儿牙项目产品组合（不做成人治疗）、正畸主导型产品组合（强正畸项目、弱综合项目、无种植和儿牙项目）等。

在价格维度，就需要考虑医疗服务的定价原则。其实这一维度在公立医疗体系并不被重视，因为医疗服务的定价原则一直都是依据成本导向的定价思路，也就是医疗服务需要使用什么材料、用到什么仪器设备、需要多少人工等来计算价格。然而，在口腔医疗服务产品化的思路影响下，产品的定价是可以转向竞争导向定价的。比如在种植集采政策的影响下，种植项目的定价快速转向了竞争导向的定价方案中，各门诊需要不断观察市场价格行情，以便制定有竞争力的种植价格。当然过度的低价竞争对行业的发展是不利的。口腔医疗产品也有一部分可以使用价值导向的定价思路。比如有的口腔机构设立 VIP 服务区，专门接待一些重要客户，当然其各类医疗服务的价格均会提高，以满足重要客户对于环境和服务上的专属需求。

在渠道维度，需要考虑客户的来源。这也是内运营工作的重要工作方向，保证口腔门诊足够量的进店客户人数以及保证持续稳定的进店量。一般说来，口腔门诊初诊客户的增量来源于三个部分：自然增长、私域中老客户拉新以及公域中外营销拓新（图 3—1）。现在口腔行业整体仍然保持 15% 左右的自然增长，也就是说对于口腔门诊会有一定流量的初诊客户会自发产生需求来到门诊，不过可以说这一自然增长的初诊客户会快速下降或消失，尤其是一二线城市，口腔市场会从增量市场转变为存量市场。那么对于口腔门诊来说，老带新的私域流量和外部拓新的公域流量就显得尤其重要。一般说来，在口腔门诊总初诊中，比较合适的比例是，这样既保证客户量的稳定性，又可以在竞争中保持一定增量的活力。

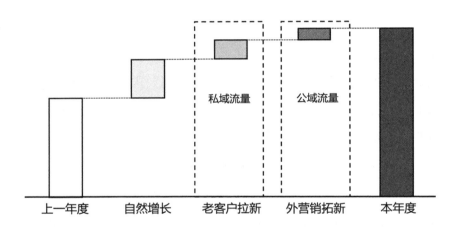

图 3—1　口腔门诊的客户来源增长模型

在推广维度，主要需要保持客户关系，营造良好口碑。医疗产品的口碑至关重要，但是良好的医疗服务也不一定可以有效传播出去。现在即使医疗本身做得很好，如果不做出一些有效的推广策略，仅凭客户间自发的口口相传，可能推广的效果也不尽如人意。现在的互联网时代，更要重视线上平台的传播和玩法，在符合平台规则的前提下，创造可以传播的话题，让更多的潜在客户获得门诊的消息。这一部分内容会在第六章中详细展开。

通过 4P 理论，我们可以思考口腔门诊作为企业属性的运营管理工作方向，在内运营双线管理的非医疗线的工作中，我们需要搭建合适的组织结构来促进行口腔门诊的 4P 工作进展，最终为门诊创收。

3.1.2 汇报线与层级关系

非医疗线的内运营管理的组织结构搭建，主要是确定企业管理的层级关系属性，科学制定员工之间的汇报线，做好各级管理工作。关于汇报线，存在直线汇报和虚线汇报两种类型，直线汇报就是上级管理者既需要负责下属员工的工作方面的任务安排也需要负责他的人事方面的考核评价，而虚线汇报则只要求上级管理者只需要负责员工的工作方面的任务安排。对于有直接上级和间接上级的员工而言，需要根据工作任务的属性，寻找相关工作的上级来获得帮助，但是自己的绩效评价、人事考勤等工作则需要找直接上级来审批。可以说，每名员工都需要有一个直接上级来管理，只有当工作布置需要有明确的区分时才需要设置另一名间接上级来安排另一部分的工作任务。

在门诊的管理层线结构中，直线汇报还是虚线汇报是组织结构调整的重要手段，也是非常考验管理艺术的工作方式。在双线管理的指导下，所有医生的直接上级只能是门诊主任，而所有非医生岗的员工需要直接汇报给门诊经理。图 3—2 是一个有总部结构的连锁口腔门诊的层级关系和汇报线。在这家机构中，为了保证总部运营线对各门诊做出更直接的工作安排及获得进度反馈，管理层将门诊经理直线汇报给了运营部主管，但同时需要虚线汇报给门诊主任，以保证门诊经理对于门诊现场医疗工作的足够支撑。

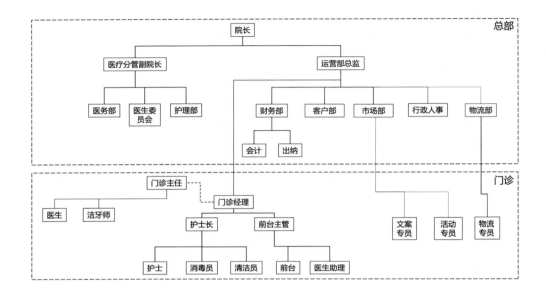

图3—2　口腔门诊的层级汇报线示意图

　　总体来说，层级关系和汇报线的设置没有对错之分，但是需要在组织结构中清晰明确。门诊需要根据团队的规模、门诊的数量、总部与门诊的关系、门诊的业务构成属性等做出合适的调整。员工也在汇报线的指示下，按规则完成工作任务。这里需要指出的是，口腔门诊中管理汇报线和临床小团队内的工作安排并不矛盾，临床小团队内以医生为主导进行日常各类医疗服务工作，而层级汇报关系的管理方式更多的是需要完成4P指导下的运营类的工作任务，所以这也是口腔门诊双线管理模式下产生的不同的管理方式。

3.1.3 门诊管理听谁指挥

在口腔门诊中，既要完成高质量的医疗服务，又需要注重门诊的盈利能力，那么就会产生一个问题：门诊内运营管理，到底应该听谁指挥呢？

可以说，门诊主任岗和门诊经理岗组合起来就是口腔门诊的最高管理团队，两个岗分别负责医疗和非医疗双线管理的两个部分。门诊的最高管理决策应该产生于这个最高管理团队。当然，如果一定要分出哪个岗是口腔门诊的最高管理岗，那就是门诊主任岗了，这也是门诊保持足够的医疗属性所必需的管理结构。

3.1.4 谁为门诊业绩负责

门诊业绩的管理负责人是门诊经理。

在双线管理理念的指导下，非医疗管理线是由运营部的管理者来负责的。在口腔门诊中，运营部在门诊现场的管理者就是门诊经理。

有人会说，门诊经理由于是非医生出身，他自己做不出业绩，怎么能为门诊业绩负责呢？其实我们需要思考，为门诊业绩负责，这个管理者需要如何工作才能保证达成业绩目标呢？为业绩担责的方式应该是组织团队成员聚焦业务突破方向、优化工作流程减少协作间的失误、调整小团队组织提升工作效率等方式，通过团队的组织结构运作来达成业绩目标，而且这样的方式是可以使口腔门诊长期保持企业运营活力。

门诊经理是一个管理岗，这个岗的要求是对全门诊的运营业绩负责。

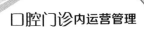

3.3 连锁口腔门诊的总部组织结构

在口腔门诊的各类规模结构中，连锁口腔门诊是一种非常常见的组织形式，也是口腔门诊进行规模化扩张的常用方式。可以说，连锁本身就是口腔门诊需要考虑的组织结构的形态。在各种形式和规模的连锁口腔机构中，一定存在着总部这样的组织形式，即使是类似 DSO 这样的赋能平台，也需要合适的总部结构来保证对旗下各门诊进行管理。

3.3.1 总部职能

在讨论总部职能之前，我们需要首先思考一下连锁机构旗下各口腔门诊为什么需要被"连"起来。

我们先来看一下其他行业的连锁业态。比如在连锁便利店中，总部需要对各门店的上架货品进行集中供应，既保证货源品质，也发挥着集采的成本优势，另一方面总部进行统一的品牌运营，为各门店提供可观的流量资源。可以说，在标准化程度较高的便利店连锁业态及总部能力足够强大的情况下，可以做无人门店；又比如在连锁餐饮行业中，总部需要对各门店的关键食材进行集中供应，以及进行统一的品牌运营，同时也需要派管理者至现场进行业务培训和监管，相比之下，餐饮业的标准化程度比便利店低一些，总部的工作除了有前后端的品牌运营和供应链管理之外，还需要做一个门店现场的管理赋能工作。但反过来说，无论是便利店还是餐饮，旗下门诊如果脱离了连锁组织，失去了品牌赋能的流量和供应链的成本优势，自己独立经营的难度将会大大增加。连锁在这些业态中通过总部的集约化管理，实现高度标准化下的降本增效，那么这些门店就有被"连"起来趋势和动力。

所以连锁的组织形态需要具有竞争性，"连"起来可以获得更大的经济效益，那么连锁的价值就能体现，总部在连锁机构内的工作职责也就有了方向。

那么反观一下口腔门诊，其标准化程相比便利店或是餐饮无疑是更低的。因为口腔门诊的医疗部分很难复制，客户的口腔状况不一样，医生医疗技术和理念不一样等，因人而异的因素太多，所以从商业的视角来看可标准化的程度被限制了。但是连锁口腔门诊依然可以通过其总部获取一些前端品牌流量和后端供应链的成本优势，但对于单门诊财务结构做简单的分析，我们就可以得出，通过内运营来获得足够流量的老带新客源和门诊内组织协作的人员降本是职能核心。

分析了门诊为什么需要被"连"起来之后，我们就可以得出总部的职能了：统一品牌的营销管理；耗材集中采购的供应链管理；医疗管理线的培训及质量把控、院校统一招聘等；运营管理线的客服培训、项目制方式的现场改善等。

然而，我们观察一下行业内存在的大多数连锁门诊，多数的本质是股权连接，即是因为总部投资而形成的连锁结构，或者说仅仅是多店的结构，很多总部的赋能职能并没有做出来：跨地域的品牌效应很难形成大众认知，难以形成显著导流；所谓的集中采购，反而限制了门诊现场的仓库管理，影响了临床正常使用耗材的便利性；医疗管理线更多的是要求做质控上报工作，但医疗技术的学习和提升还是靠门诊自身和公开的外部课程；运营管理方面就几乎只能依靠现场管理者的自身能力了。

当然，这样的现象只是口腔行业发展逐渐成熟的阶段性过程。口腔医疗是医生主导的，连锁机构的总部需要定位为向医生主导的临床工作服务，那么总部的价值就可以形成，连锁规模就可以做大。

口腔门诊为什么要被"连"起来？思考一下门诊的医生主导者的需求：能

够提供有效的内运营管理赋能，解决门诊运营的后顾之忧，可以让医生专注于临床工作，有这样的总部组织，医生主导的口腔门诊就愿意被"连"起来了。

3.3.2 外部管理平台赋能结构

口腔门诊是有被"连"起来的需求的。在欧美相对成熟的口腔市场中，存在着 DSO 这样的牙科服务组织，目的就是为口腔门诊提供所有非医疗方面的赋能服务。中国像 DSO 这样的外部管理赋能平台也正在发展中，当然由于国情、市场环境、政策因素等差异，这些平台的运行方式不能简单照搬国外的 DSO 模式，需要中国口腔门诊需求来做出适合的服务。

本书的作者在中国口腔门诊内运营管理赋的实战基础上，创新性地提出运营赋能平台的 ABC 角结构。其核心思路是，面向口腔门诊的临床团队，需要有 ABC 角的管理者角色来共同做好门诊管理工作（图 3—3）。

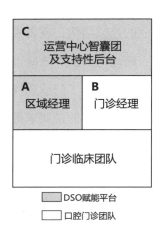

图 3—3　口腔门诊运营赋能平台的 ABC 角结构

直接面向门诊员工的是 A 角、B 角，其中 B 角就是门诊经理，是口腔门诊团队的一员，主要负责门诊现场的各项日常管理工作，如开早晚会、各类监督考核、客诉处理等；而 A 角是区域经理，隶属于外部管理赋能平台组织，同时需要负责多个门诊，主要是对门诊遇到的较复杂的流程问题以项目制的形式做管理体系改善，A 角不是现场管理者，仅需要在开展短期改善项目至现场与员工进行协作。A 角、B 角都是门诊的管理者，没有上下级汇报关系。

A 角、B 角管理者还需要得到 C 角运营中心后台的支持，比如需要接收运营数据分析支持、财务核算支持、IT 系统支持等，这些支持资源可以让门诊管理者得以科学运营分析的依据，以及参考已经发生的别的门诊的成功经验或失败教训，让门诊管理者在遇到个性化的门诊现场问题时可以制定出科学的解决方案。C 角就是门诊管理者的智囊团。

由于口腔门诊个性化的现场情况，门诊管理团队也需要有足够的经验才可以有效处理问题。门诊管理团队解决门诊现场问题，就像医生看病一样，在不断积累病例的基础上，会使经验逐渐丰富起来。外部管理赋能平台就是这样的"给门诊看病"的机构，在平台上可以遇到多样的门诊管理案例，平台解决问题的经验也会很丰富，那么门诊就有需求获得平台的管理赋能。这就是像 DSO 一样的管理赋能平台的价值。

3.3.3 小总部大门诊

总部，会让很多人认为是一种上级组织。其实在口腔门诊这里，需要尽量避免总部"高高在上"的感觉，总部和门诊的关系应该是总部服务门诊。

所以，我们用"小总部大门诊"来形象地描述总部与门诊的合理关系。

总部的小，一方面是总部的专职人员少。在前文所述的双线管理的结构中，在门诊规模不大的时候，医疗部和运营部不需要设置专职人员，需要让临床人员兼任，以保证总部工作不脱离临床；

总部的小，另一方面也是在于总部的专职人员需要"下门诊"。总部的工作要以服务态度，到门诊现场去了解实际情况，与门诊团队一起协作，才能做到满足门诊临床的实际工作需求。

总部的小，还在于即使是非连锁的单体门诊，其类似总部工作的后勤职能人员也需要服务门诊，而不能要求门诊配合后台管理工作。

门诊相比总部是大的，因为他们承担着接待客户、完成医疗服务的主体工作，也因为他们需要长期维护客户还督促老带新获得可观流量，还因为他们的工作可以独立完成，他们可以选择水平高的总部赋能平台来服务。

所以，总部务必要服务门诊。

3.4 项目制下的临时组织结构

在口腔门诊的各类组织结构中，我们需要首先区分这些组织结构需要完成的是哪些工作任务。门诊管理的工作任务可以分为常态性日常工作和临时性项目制工作两大类。常态性日常工作就是门诊每天发生的各类看诊过程的工作，如开早晚会、各类监督考核、客诉处理等。然而还有一些需要进行短期临时性开展的改善工作，就需要在项目制的方式下组成临时的项目团队的组织结构来进行。

3.4.1 何为项目

项目，是为创造独特的产品、服务或成果而进行的临时性工作。项目与日常工作有着本质的区别。项目是一项独一无二的任务，而日常工作是连续不断、周而复始的重复活动。项目具有如下特点：一次性、独特性、目标明确性、后果的不可挽回性、组织的临时性和开放性。

广义的项目可以是临时性进行任何类型的工作。比如装修工程项目，在几个月的时间内，按计划有步骤地完成施工任务，最后交付房子的装修成果之后，工程团队就离场，项目也就结束。

在口腔门诊中，也会存在许多可以使用项目制的方式来开展的工作。这些项目制工作主要分为两类，一类是市场活动类的项目，另一类是门诊内运营改善类的项目。这两类项目都是临时性的工作，需要根据项目目标临时组建团队，在有限的时间周期内完成项目工作任务，项目结束团队也就解散了。

改善项目是口腔门诊内运营管理工作的重要执行方式。在门诊内运营管理中，凡是因流程不合理而产生的、没有直接解决方案的、需要团队配合完成的复杂的问题，都应该通过改善项目的执行方式来进行。

举例：某口腔门诊市场活动项目与改善项目

某门诊在暑期开展早期矫正肌功能强化训练营的活动，让参与早期矫正治疗的小朋友意识到强化肌训的重要性、做出规范化的肌训动作，并养成良好习惯。同时也希望通过游戏化的肌训活动，让活动扩散，获得更多小朋友的参与，以便吸引更多的早期矫正的初诊客户。参加活动的组织成员由门诊各岗位的员工组成。活动持续了一个月，活动结束时团队为每个参与活动的小朋友颁发了纪念品。活动圆满结束，该市场活动团队解散，成员回归至各岗位工作中去。

XX门诊市场活动计划

编号：XXXXXXXX

资源输入 (resource input)		市场活动过程信息 (marketing process)		成果输出 (result output)	
人员	员工A、员工B、员工C，及活动组织人员数名	名称	XXXX年暑假早期矫正肌训强化训练营	直接成果	1.吸引早期矫正初诊新客户 2.提升早期矫正肌训项目服务的客户体验
资金	10000元（线下活动费另行计算）	时间	XXXX年8月1日-XXXX年8月31日		
物料	1.《儿童护牙宝典》 2.儿童免费洁牙券 3.儿童护牙大礼包 4.心愿卡礼品 5.线下活动用其他物料	地点	线上平台：微信朋友圈，微博 线下活动：XX门诊		
		参与对象	所有在治早期矫正进行肌功能训练的客户	间接成果	1.加强XX门诊早期矫正品牌形象 2.探索及拓展XX矫正服务线上线下客户互动的平台
其他	1.《儿童护牙宝典》由员工A准备，其余物料均由市场部统一准备 2.需要使用"XX矫正医生助理"客服号 和XX门诊健康微博号进行打卡数据统计	实施步骤	1.7月30日发布活动海报和公众号推文 2.8月1日-8月28日为活动参与时间（活动规则见下文），由员工A/员工B及员工C分别进行微信朋友圈和微博平台的肌训视频打卡统计 3.8月29日由XX门诊统一进行获奖客户统计，8月30日在各平台发布获奖结果 4.8月31日晚，在XX门诊举行颁奖活动。	其他	1."儿童无忧"早期矫正项目正式在7月1日正式推出，需要借暑假活动结果，扩大客户的知晓度，提高初诊量 2.肌功能训练项目的配合度一直不高，希望借训练营的形式探索一下以打卡形式促进案中肌训的效果，活动结束后可讨论是否长期实行
		其他	客户参加打卡活动要求： 1.发布10秒肌功能训练短视频至朋友圈或微博 2.需要@各客服号（XX矫正医生助理、XX门诊健康微博号），并配以文字："我正在参加【XX矫正暑期肌训打卡挑战】打卡第X天，我坚持，我美丽。"		

备注：
打卡具体细则：
1.由"XX矫正医生助理"客服号 和XX门诊健康微博号，编辑并发布活动信息，其他助手和医生号积极转发。
2.活动由"XX矫正医生助理"客服号和XX门诊健康微博号 统一收集数据，其他微信号只做消息发布，不做参与活动统计。
3.活动规则：8.1 - 8.28 活动期间，客户参与肌训打卡活动，
能连续坚持7天，则能获得《儿童护牙宝典》一本，儿童洁牙券一张，总价值250元。
能连续坚持14天，在7天礼物的基础上，另加儿童护牙礼包一份（牙膏、牙刷、牙线），总价值400元。
能连续坚持21天，在14天礼物的基础上，再另加价值600元以内心愿卡（由客户自行填写礼品），总价值1 000元。

XX门诊市场活动总结

编号：XXXXXXXX

资源输入 (resource input)		市场活动过程信息 (marketing process)		成果输出 (result output)	
人员	员工A、员工B、员工C，市场部及门诊配合	名称	XXXX年暑假早期矫正肌训强化训练营	直接成果	1.活动参与人数50人 2.吸引早期矫正初诊新客户17人 3.提升早期矫正肌训项目服务的客户体验
资金	36901.8元	时间	XXXX年8月1日-XXXX年8月31日		
物料	1.《儿童护牙宝典》 2.儿童免费洁牙券 3.儿童护牙大礼包 4.心愿卡礼品 5.线下活动用其他物料	地点	线上平台：微信朋友圈，微博 线下活动：XX门诊		
		参与对象	所有在治早期矫正进行肌功能训练的客户	间接成果	1.加强XX门诊早期矫正品牌形象 2.探索及拓展XX矫正服务线上线下客户互动的平台
其他	1.《儿童护牙宝典》由员工A准备，其余物品均由市场部统一准备 2.需要使用"XX矫正医生助理"客服号 和XX门诊健康微博号进行打卡数据统计	实施步骤	1.7月30日发布活动海报和公众号推文 2.8月1日-8月28日为活动参与时间（活动规则见下文），由员工A/员工B及员工C分别进行微信朋友圈和微博平台的肌训视频打卡统计 3.8月29日由XX门诊统一进行获奖客户统计，8月30日在各平台发布获奖结果 4.8月31日晚，在XX门诊举行颁奖活动。	其他	
		其他	客户参加打卡活动要求： 1.发布10秒肌功能训练短视频至朋友圈或微博 2.需要@各客服号（XX矫正医生助理、XX门诊健康微博号），并配以文字："我正在参加【XX矫正暑期肌训打卡挑战】打卡第X天，我坚持，我美丽。"		

总结：1.活动参与人数较多，有一定宣传力度；2.活动奖品由所有获奖客户自行选择，奖品种类太多购买比较复杂，今后类似活动可以固定奖品替代；3.活动奖品金额较大，成本过高；4.从引流效果看，XX门诊效果不错。

　　某门诊开展正畸复诊流程优化项目。基于正畸业务在发展过程中已经出现的"复诊看不完,初诊进不来"的尴尬局面,门诊组织正畸医生、助手、客服等岗位员工形成临时项目组进行改善优化。团队在分析现状的基础上,合理制定了优化目标,并详细分析了问题产生的原因,主要有助手操作技能不足、预约不合理、实际操作项目临时更改、客户迟到等诸多因素。团队针对每一项原因一一制定了改善措施,并在甘特图工具的帮助下,合理安排任务进度,在有限的时间内高效完成了各项改善工作,最终取得了正畸复诊效率翻倍提升的效果。整个项目在 6 个月内完成,项目结题后,项目团队解散。

项目背景及目标

缺陷:
正畸医生临床操作多,椅旁时间长;诊所管理效率低;诊所接诊能力弱
目标:
Y1.减少医生椅旁时间,从平均14min到9min
Y2.减少病人诊室时间,从26min到20min
CB.病人就诊满意度评分值
范围:
XX诊所,正畸复诊过程,托槽型矫治器,XX医生

六西格玛分析过程

主要工具:
流程图、因果关系矩阵、失效模式分析、人机对动图、内部关联性图等
关键X:
X1.预约内容与实际治疗方案的吻合度
X2.助手的操作技能
X3.矫治器的种类
X4.预约的合理性
X5.助手的分工及患者的对应度
X6.医患沟通
X7.病人的心理状态
X8.病人的准时性

项目成果

直接成果:
Y1.医生椅旁时间显著性减少至平均9min
Y2.病人诊室时间显著性减少至平均17min
CB.病人就诊满意度评分值维持在1.9分以上
间接成果:
培养了团队成员的领导力
开创了XX公司与齿科诊所新的合作模式

主要改进过程

执行方法:
按照计划分配团队成员分别执行改进工作,用Bowler Chart监测改进过程关键改进:
X1.明确24类预约内容
X2.明确5类助手操作项目及考核指标
X3.推荐使用3M自锁托槽
X4.按预约内容制定预约模版
X5.固定正畸助手及其对应的患者
X6.制作宣教工具
X7.制定差别化接诊模式
X8.制作预约卡及迟到接诊流程

举例：某口腔门诊改善项目及成果

改善项目	项目成果
正畸初诊流程优化	优化初诊接待步骤，优化各岗位接诊话术，提升正畸初诊接待成交率
儿牙就诊流程优化	明确儿牙预约规则，优化与家长沟通加诊的话术，优化医生/助手工作职责，提升儿牙团队就诊效率
种植就诊流程优化	建设种植中心，明确种植中心大管家职责，优化种植手术日排期规则，优化种植客户维护方式
正畸复诊流程优化	规范正畸复诊预约项目、现场带诊分诊规则、优化医生/助手工作职责，提升正畸日接诊容量
消毒流程优化	减少手工操作，合理化现场物品摆放，优化至诊室回收器械的流程，保证器械临床供应充足
招聘入职流程优化	规范各部门申报招人需求流程，制作各类员工入职表单模板，简化入职手续，提升员工入职体验
隐适美盒子摆放优化	设计货架尺寸，设计盒子摆放规则，设计盒子标签规则，制定盒子摆放责任人
正畸器械摆放优化	规范正畸诊室的各抽屉、柜子、移动柜等的器械摆放方式，让各正畸诊室全部标准化
门诊预约流程优化	规范系统内预约责任人、改约责任人、因医生外出需要做全天改约的工作流程等
门诊培训制度优化	规范各岗位培训经费额度、超额使用规则、费用报销流程等
正畸现场带诊流程优化	规范正畸复查日现场前台与诊室的信息沟通方式、候诊客户排序规则、加诊规则等
正畸助手培训手册编制	分模块、分岗位、分章节，分时间段将手册编撰完成
洁牙患者转诊开发流程优化	制作洁牙客户口腔健康沟通表，制定当日会诊规则，制定转诊预约跟进责任人

续表

改善项目	项目成果
诊室间借用器械的借还流程优化	器械小推车上物品摆放做可视化管理规划，制定诊室间借还器械物品工作流程
市场物料筹备项目	一次性将市场活动所需物料规划分类，并制作合适的采购量和采购周期，规则物料存放地点及要求
前台接待话术全案	将各场景下前台工作的话术一次性整理归档——预约、收费、接待、客诉、医生介绍、专业知识解答等
正畸模型摆放优化	设计模型存储盒，设计货架，规范模型上标签信息规则，创新塑封膜包装方法
正畸初戴仪式感提升	设计正畸初戴大礼包，规范正畸初诊预约规则，明确初戴仪式执行责任人等
术前术后注意事项文件整理项目	组织团队审查现有文件，查漏补缺，重新编辑文件，统一格式并印刷，规范文件签署及归档流程
前台收费日报表优化	制作电子表单，规范日报表提交、审批、查阅、修正的流程及权限
医生个人IP导流渠道的建立	分析各医生特点，包装打造各医生IP，选择平台，分析投入产出比，制定合适IP素材产出小团队

3.4.2 谁是项目领导人

项目的开展需要有合理的项目管理方法。一般来说，项目管理的工作是由项目领导人来负责的。那么在口腔门诊的项目中，谁适合做项目领导人呢？

答案是：任何人。

在口腔门诊所遇到的问题中，根据所选择的项目目标使用相关的员工做项目领导人。比如开展万圣节门诊装饰的活动，这个项目的目标就是完成门诊的万圣节元素布置，那么由一个积极外向的前台员工来负责带领团队执行就是很好的，因为她对门诊环境熟悉、对客户的在意点也比较了解，她带领大家执行项目是最高效的。再比如诊室物品摆放优化的项目，目标就是按照助手日常取用物品的习惯和频率，合理放置各抽屉和储物柜内的物品，并根据可视化原则做颜色分类和贴标签，项目的任务助手最熟悉，所以由一个熟悉各诊室临床操作的助手来做项目领导人，可以充分贴合助手的工作习惯。

　　项目制管理的运行方式打破了日常管理中的层级结构，由没有管理职务的普通员工来负责某一特定项目的管理工作，既能充分调动员工的积极性，高效完成临时性的工作任务，又是一种有效地培养员工的管理思路和技能的手段，为管理层提供候选人开辟了有效路径。在项目制管理的结构中，所谓的上级管理者在特定的项目内就是普通成员，需要按照项目领导人的指令来完成工作。每个人都有机会成为项目领导人，这种方式有效地激发了员工主人翁意识。

　　项目制管理和非项目制管理都是口腔门诊的组织结构中有效使用的管理方式，口腔门诊高层管理者需要根据问题属性来选择合适的方式，不能以偏概全（图3—4）。

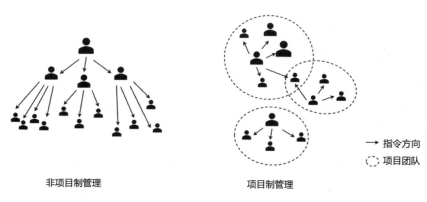

非项目制管理　　　　　　　　　项目制管理

→ 指令方向
⟲ 项目团队

图3—4　项目领导人是项目内发出管理指令的负责人

3.4.3 通过改善项目优化岗位职责

项目制的方式解决了在口腔门诊团队管理中岗位职责设置无法过细的问题。岗位职责可以规范正常的门诊日常工作，而遇到临时的问题时，可以通过项目制的方式，成立临时的项目组来组织相关成员开展工作，完成任务后，团队解散，也不会影响既定的岗位职责。

改善项目是对内运营工作流程的改善，在改善过程中，也会伴随着在新流程体系下的岗位职责的重塑。反过来说，在组织结构课题下制定岗位职责的方式也应该通过改善项目来进行迭代优化，而不应该单纯地去自上而下地制定一系列的岗位职责，"单向"地制定岗位职责往往会出现纸上谈兵的情况。

举例：某口腔门诊前台岗位职责优化

MY 口腔，不足十人的小团队，起初前台承担了各类客户接待、预约登记、术后回访、分诊带诊、收费退费、仓库管理等诸多工作。由于没有做有效的分工协作流程，与临床看诊工作流程脱节，出现了前台和医生助手都很忙，但效率不高的情况。后面 MY 口腔成立项目组，目标是对临床看诊效率做改善提升，前台一起与医生助手形成临床小团队进行工作流程的梳理。在客户接诊的跨职能流程图后，发现客户的接诊流程很不顺畅，要么是某些工作没有固定岗位负责，要么是某些工作由多人负责。后来在一遍又一遍的梳理工作流程下，在流程优化的同时，将各岗位职责也重新归属清晰。在新的流程下，前台不需要做分诊带诊工作，将其转交新设置的售后客服岗来完成。在项目制的辅助下，临床流程得到了优化，岗位职责也得到了清晰完善，是一石二鸟的管理策略。

第四章

口腔门诊内运营管理之关系和流程

在口腔门诊的日常经营管理中，观察到比较多的现象是客户就诊时候诊区等候的人较多导致接诊混乱、诊间器械不够用导致临时外出找东西、费用交接不清晰导致客户在前台投诉等，这些事情虽小，但却是门诊管理者需要经常处理的事务。这一类门诊的日常杂事，基本上构成了非医疗管理者眼中的关于口腔门诊管理的全部。如果我们把医疗临床操作行为视作一条小型的流水线的话，为确保其能够正常高效运转，周边配套的人员关系和协作流程就是很重要的需要不断优化改善的非医疗的管理内容，而且这样的改善需要持续进行，以保证医疗临床操作不断地适应新的看诊环境。所以这样关系流程的工作是一种日常的工作，需要日常来进行。本章中所讨论的流程暂不涉及医疗操作本身的工作流程，而重点关注非医疗的工作流程。这样的流程优化工作基上可以分为"人流""物流""信息流"三大类，即人员工作衔接、物品器械流转及信息交流方面的三类流程。

4.1 从客户就诊视角看"人流"

人流，在口腔门诊中，主要就是指与客户就诊相关的人员工作衔接和协作流程。在客户的就诊流程中，一般会涉及关于客服、医生、助手等各类临床岗位的工作，他们需要进行良好的协作才能使客户在店内外的就诊流程保持顺畅。口腔门诊的人流管理是确保就诊流程高效顺畅的重要环节。

4.1.1 客户就诊流程需考虑的维度

口腔门诊客户的就诊流程其实也比较简单，因为口腔医疗操作行为基本上仅在牙椅上完成操作。相比之下，在其他医疗就诊行为中，就会涉及预检分诊、挂号、辅检、配药等工作，而且涉及住院治疗的还要有一系列入院出院的流程。口腔的就诊流程比较简单，甚至在客户眼中，到口腔门诊就诊本身就没有什么需要注意的流程，但这反而给门诊管理者提出了更高的要求，需要为客户提供"全被动"式的就诊流程，就是客户在店内外的全程接待中，应该是由门诊各岗位的工作人员引导其完成所有就诊中的各项工作（图4—1）。

口腔门诊客户的就诊流程按照宏观顺序大致可以分为四个主要步骤：预约、店内就诊、收费、回访（图4—2）。其中，在预约环节中，还需要区分初诊预约和复诊预约；店内就诊根据客户的情况还可以进一步细分为初诊接待流程、复诊接待流程、转诊流程等；在收费环节除正常的收费流程外，还需要关注退费及卡券核销等工作流程；在客户离店之后的回访环节，也会有诊后即时进行的回访和定期进行的随访两类。在客户就诊流程的每个环节中，门诊的各岗位需要按照既定的协作关系来工作。这里需要提及一点，就是在客户维护工作中，与客户建立一对一的服务链接关系（一般是加微信好友）的流程节点，需要根据具体的实际情况来选择合适的时机进行，有可能在预约、就诊、收费、回访等各环节内产生该动作。客户就诊流程的各环节中会产生大量的关于门诊运营的基础数据源，将这些数据源进行整合运算就可以得出大量有价值的门诊运营数据分析。

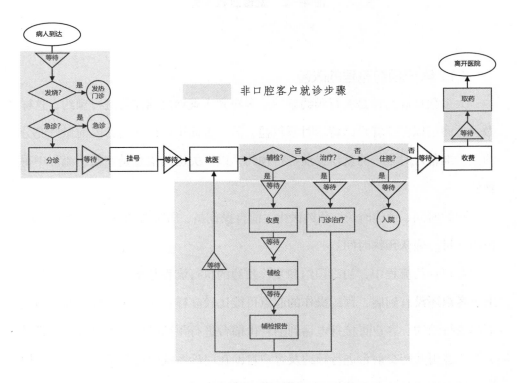

图 4—1　口腔客户就诊的一般流程

预约	店内就诊	收费	回访
初诊预约 复诊预约 $\Rightarrow$	初诊接待流程 复诊接待流程 转诊流程 $\Rightarrow$	收费流程 退费流程 卡券核销流程 $\Rightarrow$	诊后即时回访 定期随访

图4—2　就诊流程步骤

4.1.2 客户预约流程的改善

大多数口腔门诊是实行预约制的。客户到店就诊之前需要进行预约，这样做一方面可以保证客户的就诊时限权益，另一方面也可以让门诊提前做好充分的接诊准备。对客户的就诊提前进行预约，以下关键的信息是在预约流程中得到的：

预约时间、预约时长、预约医生、前台操作员、历史改约次数、预约诊室、预约项目、确认预约时间。

客户预约流程中，初诊预约和复诊预约的执行流程是不一样的。初诊预约由于客户还没有到店，预约操作的起点可能比较多样：从线上平台咨询由网电部门进行预约、客户直接打电话到前台由前台进行预约操作、客户微信上联系医生或客服并转交前台进行预约及客户自助在门诊系统内进行预约等。由于初诊预约操作的起始点不甚规范，可能带来的风险就是预约信息的不准确及预约内容的不合理。不过在门诊引流客户需要保证初诊优先的原则下，门诊管理者也只能尽量按照自身门诊客户来源的情况进行初诊预约流程的合理规范。相比之下，复诊预约流程的起始点要规范得多，由于客户进行复诊预约是在已经进店的情况下的，所以大多数门诊都选择在本次就诊结束之后于现场就将下次到店时间预约完毕。这里需要供门诊管理者思考以及进行选择的是复诊预约操作是在诊室内由助手完成，还是在客户被带至前台后由前台操作完成。这两种操作各有利弊，诊室内预约可以直接完成客户的所有就诊事项不会因工作交接而产生遗漏，但是会占用诊室时间，在门诊客户量大时可能会造成后续客户等待时间长；而带至前台预约对于正畸复诊或有转诊等情况下会比较有利，因为由前台操作可以依照复杂的预约规则进行诊室间或医生间的协调，以保证预约的合理性，当然弊端就是存在岗位间的工作交接有可能产生错误以及会需要对前台预约操作能力有一定的要求。

　　预约流程的改善中，还需要注重预约确认的动作，即客户到店前一天对预约时间进行再次确认，一方面提醒客户第二天的就诊安排，另一方面也可以及时获得客户可能的改约需求，为门诊第二天的安排增加一份确认度。预约确认的工作可以有几种形式供管理者选择：去电话、发短信、发微信、利用公众号等平台工具进行提醒。各种形式的利弊列于表4—1。

表4—1　预约确认方式的利弊

预约确认方式	利	弊
打电话	可以实时与客户对话获得反馈信息，并可能获得除预约外的其他口腔信息	费时，客户可能拒接
发短信	群发，效率高	客户无法回复，门诊无法获得客户是否已确认的反馈

续表

预约确认方式	利	弊
发微信	可群发，可获得反馈信息	信息模板需个性化编辑，客户不做实时回复，门诊可能仍需二次致电确认
平台工具	有群发模板，可获得反馈信息，效率高	部分没关注平台的客户仍需其他方式确认，客户不做实时回复，门诊可能仍需二次致电确认

预约流程中很重要的一环就是预约规则的合理性。关于预约合理性的优化改善是预约流程这个环节需要日常持续进行的。比如在正畸复诊流程中，关于多诊室的叠诊规则就是很重要的预约流程的工作，其基本原则就是要保证在同时进行的各客户的操作项目中正畸医生的操作时间不重叠。再比如对于种植客户手术时间的预约，其原则就是保证当日手术室的翻台时间充足且不冗长，将手术室的效率最大化。

客户的预约流程是就诊流程的第一环节，预约做得好，后续各就诊环节都可以有序进行。由以上的分析可以看出，所谓客户预约流程，并不仅仅是把时间在系统上列得这么简单的事情，还需要考虑门诊内部工作的合理安排。

4.1.3 客户店内就诊流程的改善

客户进店之后的就诊流程是客户就诊视角下"人流"内容的主体。客户的店内就诊流程中会产生大量的信息数据，有些数据可以通过门诊管理信息系统进行获取，有些数据可能只有通过人工采集的方式来进行。以下列举了关于客户就诊流程中的一些关键信息点：进店时间、接诊时间、完成时间、离店时间、就诊项目、接诊医生、就诊诊室、接诊咨询师、接诊助手。

　　在客户接诊流程设计中，我们需要考虑执行动作的内容、执行动作的合并或拆解、执行岗位的合并或拆解、执行动作的先后顺序及执行话术的表达等部分。接诊流程的设计是需要团队共建的。下面这个流程设计的演变过程就反映了团队在思考下不断优化升级接诊流程的过程。从第一版流程（图4—3）到第二版流程（图4—4），将助手岗区分出主、副角色，并由助手（副）来统一执行复诊前的拍照和宣教的工作；从第二版流程到第三版流程（图4—5），又将前台岗细化出了台内和台外两种角色，并由台外的前台执行原属于助理的引导上楼的工作，同时主配助手也在医生的指示下进行椅旁辅助操作。执行动作在拆解细化、执行岗位在演变丰富而且也在合并优化，执行动作的先后顺序也考虑调整合理性。每个门诊的接诊流程都会因各自门诊的开展项目、客户来源、现场布局、岗位设置等因素而有自身个性化的设计，并且应该在实践中不断迭代升级。

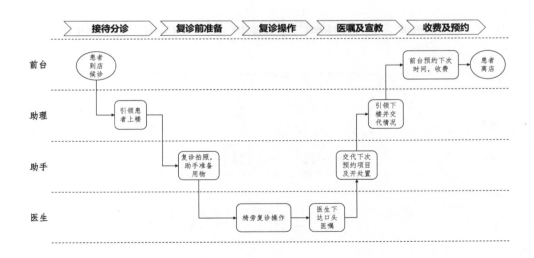

图4—3　第一版复诊流程

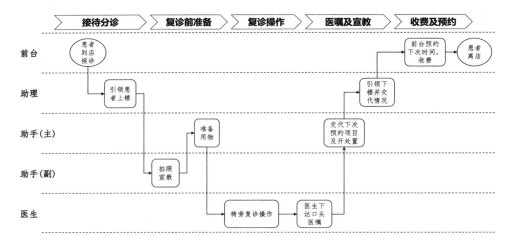

图4—4　第二版复诊流程

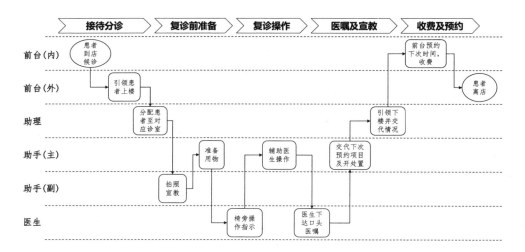

图4—5　第三版复诊流程

客户店内就诊流程可以分为初诊接待流程、复诊接待流程和转诊流程三大类。客户店内就诊流程的起点是客户进店，终点是客户离店。口腔门诊在设计客户接待流程时可以按照医生进行医疗行为作为节点区分为三个主要步骤，即诊前步骤（接待、候诊、科普等）、诊中步骤（医疗操作、检查、医嘱或费用沟通等）、诊后步骤（收费、预约、签单等）。另外，口腔门诊除了设计单客户的接待流程之外，还需考虑整个门诊的接待效率，如岗位设置、人员排班、客户分诊规则等内容。

初诊接待流程优化的目标就是提高成交率。让初诊客户在有限的进店时间内产生足够的信任度，最终完成开单收费。口腔门诊在不同的科室初诊接待流程的设计不尽相同。综合治疗的初诊接待，一般就是根据客户的主诉进行接诊，比较挑战的部分是在诊中由咨询师或者医生与客户进行交流沟通的话术，目的是在充分有效的沟通情况下进行转化升单。对于儿牙客户的初诊接待，有比较多的元素可供设计。由于小孩子看牙会存在天然的恐惧感，很多儿牙门诊会在诊前步骤时安排小孩子先在候诊区玩耍，在游戏中引导孩子慢慢进入看牙的就诊环境中，在进入诊室之后，也会由医生或助手引导用比喻的方式向孩子介绍看牙的设备和器械。这些诊前的行为引导动作是专为儿牙客户设计的，虽然这一流程需要多花一些时间，但目的是为了让小孩子消除看牙前的恐惧，顺利开展后续的医疗行为动作。在儿牙初诊接待的诊后步骤中，也需要与家长进行宣教，保持好定期看牙的习惯，以及与家长沟通套餐卡券等项目。对于种植客户的初诊接待，一般的流程设计关键点在于诊前对于种植概念的科普，以便顺利转化种植的客户，以及在诊中步骤中对于种植方案和费用的解释。由于种植的医疗行为主要在后续的复诊手术中产生，所以对于初诊接待流程中的诊中步骤需要考虑的变化点会相对较少。相比之下，正畸客户的初诊接待可能是最需要做细致考虑和设计的。正畸客户的初诊接待流程有可能会涉及多次到店，会有诊前对正畸客户进行牙齿矫正概念科普及医生诊所资质介绍，会有诊中取各种正畸资料（X线片、口腔3D模型、口内照片、面相照片等）的先后顺序的效果区别，会有咨询师和医生相配合的话术要求，会有诊后与客户进行正畸缴费方式的选择（由于正畸治疗费偏高，可以有分期付款或一次性全款缴清等方式），这些因素构成了正畸初诊接待流程的变化。每个口腔门诊都应该有一套适合自身的正畸初诊接待流程，这一整套个性化的工作流程需要经过科学的分析和迭代，也是培训新员工的标准。各诊室初诊流程设计关键点见表4—2。

表4—2　各诊室初诊流程设计关键点

诊室	初诊流程设计关键点
综合	诊中：转化升单话术
儿牙	诊前：儿童行为引导方式 诊后：家长医嘱宣教、套餐卡券引导
种植	诊前：科普转化 诊中：方案沟通话术、费用沟通话术
正畸	诊前：科普转化 诊中：取资料动作、方案沟通话术、费用沟通话术 诊后：缴费方式

复诊接待流程优化的目标就是提高门诊接待效率。由于到复诊阶段时，客户对门诊已经有相对较高的熟悉度，所以不像初诊流程时需要设计流程环节给客户足够有效的信息量。但是保持复诊客户的体验，就集中在客户到店时对

于既有流程的执行顺畅度，如客户等待时间这类简单的指标。然而优化客户的复诊流程，其思考的维度可能并不在于客户本身，而应该放眼全局去看门诊的岗位设置、人员排班、客户分诊规则等内容。门诊对于复诊客户的合理安排，还需要在预约流程的源头上做好安排。在综合客户的复诊就诊中，主要需要考虑一个医生一天满负荷的接诊容量。一般说来，一名综合医生在有一名助手配合及使用一台牙椅的情况下，平均每日可以接诊10名客户算是比较正常的接诊容量，当然依医生个人能力、所执行的医疗项目类型及配合的资源情况，接诊容量还可以进一步提升。但是由于综合治疗基本都需要医生执行口内医疗操作，所以对综合客户的复诊流程安排就是控制好一天的接诊容量及合理安排每名客户的预约时间。对于儿牙客户的复诊接待，需要区分预防、治疗和早矫的不同类型。从预约的源头，对这三类客户进行分类集中预约。预防项目的操作是一些以涂氟、窝沟封闭为主的简单口内操作，可以在牙椅上高效轮转完成，一台牙椅上一天可以接待20名预防项目的小客户算是正常接诊容量。对治疗项目的客户，就需要像成人综合治疗那样进行一一细化的预约，同时还需要根据小朋友的依从性、学业时间等因素做预约时间上的合理调整。早矫的项目开展需要视在治客户人数来确定复诊接待方案，一般说来，如果在治早矫客户超过200人，就可以将早矫客户集中预约，采用类似正畸复诊流程的模式来进行安排。种植客户的复诊，一般特指手术日的就诊。在种植手术日的安排中，需要提前安排好配台助手的人数及所需要的各类手术器械。手术间的翻台流程是提高种植手术日效率的关键。一般来说，一间种植手术室一天可以完成10台手术或植入20颗种植体是比较正常的接诊容量。客户种植手术前后的医嘱宣教也是非常必要的流程动作。正畸客户的复诊流程可以做到效率很高，在正畸专科助手的配合下，正畸医生可以按照"流水线式"的方式对同一时间段到店的复诊客户进行轮流看诊，一般说来，一名正畸医生亲自看所有复诊客户的情况下，一天的容量为 80 人是可以接受的正常接诊容量，既可以保证门诊效率，也可以充分照顾复诊客户的就诊体验。诊室复诊流程设计关键点见表 4—3。

表 4—3　诊室复诊流程设计关键点

诊室	复诊流程设计关键点
综合	单医生接诊容量 10 人次 / 天
儿牙	预防项目：单牙椅接诊容量 20 人次 / 天 治疗项目：单医生接诊容量 10 人次 / 天，并根据依从性、学业时间等因素做细化调整 早矫项目：在治客户 200 人以上，可依正畸复诊流程进行
种植	手术室接诊容量：一天完成 10 台手术或植入 20 颗种植体 完成种植手术前后的医嘱宣教
正畸	单医生接诊容量 80 人次 / 天

　　还有一类特殊的就诊流程是转诊流程，可以理解为是同一个客户在到店后进行两个就诊流程之间的衔接流程。这一转诊流程的设计也是需要考究的。由于这类转诊往往是在客户主诉之外发生的，需要在前一就诊流程的诊中步骤就开始进行引导和铺垫，从全面关心客户的口腔健康的角度进行沟通。虽然这类转诊往往是为了开发客户而进行的，但是转诊流程的设计不能让客户有"被开发"的感觉，所以在前一就诊流程结束后再开始转诊工作，就会让客户感觉不舒服。另外转诊流程还需要考虑客户维护的连续性，比如正畸转综合进行拔牙操作，治疗结束后还需要将客户转诊回正畸诊室。转诊流程是涉及两个医生之间的就诊流程，所以其中往往需要非医生岗进行工作衔接。

4.1.4 客户收费流程的改善

客户进店进行口腔治疗结束后，必要的一步动作就是缴费。为了防止缴费工作出现不必要的差错，合理的收费流程也是需要设计的。在收费流程环节，可能出现的关键信息数据有：收费项目、收费类型、应收金额、实收金额、缴费方式、收款人、归属医生、归属咨询师、操作时间。

在收费流程的设计中，除了有正常就诊过程中的收费流程外，还有退费及卡券核销等工作流程。对于就诊过程中的收费流程，在正常的口腔门诊规模下，收费流程设计的原则应该是诊间内开具治疗处置单，并和客户沟通开单项目和费用的所有细节，有关于收费时折扣积分等操作转交给前台收费处进行，并由前台告知会员剩余的权益或是做赠送礼品等工作。在当下移动支付手段发达的环境下，有一些平台软件支持在诊室内直接扫码付费，但是口腔门诊的医疗属性需要诊室内完成医疗操作、检查、医嘱或费用沟通等工作，而收费环节会产生一些退费操作、权益核销等非医疗行为，在诊室内进行会干扰正常的医疗行为，这样的流程设计在口腔门诊工作中还需要经过实践检验。关于退费流程，随着口腔门诊的逐步发展以及正规化，是需要制定一个退费的审批流程，获取合适的凭证之后，完成对客户的退费工作。完善的退费流程是对门诊医疗行为和财务规范的保护，也是对客户就诊权益的保护。如果门诊设置有储值卡、套餐卡等营销类卡券，那么收费环节的流程设计也需要把卡券核销的操作流程一并考虑在内。最后配合规范的财务流程，门诊收费需要在清晰对账流程的指导下，将所有门诊收费统一入账。口腔门诊收费流程的改善方向就是无纸化，避免人工操作所带来的误差。

4.1.5 客户回访流程的改善

客户离店之后，还需要诊后即时进行回访以及按照固定频率定期进行随访。这一环节的流程相对简单，主要就是需要由责任人按照约定时间以合适方式获得客户的反馈信息，这一步产生的数据信息有：回访人员、完成时间、回访类型、回访满意度。

利用当下门诊管理软件的信息化工具可以方便地设置回访或随访的提醒。从这个流程的改善方向来看，主要就是选择合适的沟通工具及沟通话术来保证客户的满意度。这一点对于儿牙和正畸客户这类需要长周期进行客户维护工作的业务类型来说尤为重要。

案例

AW 口腔的正畸客户接诊流程优化。AW 口腔是一家综合性的口腔门诊，起初是一家拥有 3 台牙椅的小门诊，经过 5 年的发展，已经成长为有 4 家门店的连锁门诊，并且正畸业务的发展迅猛。由于正畸业务的运行有其自身的特点，为了让正畸业务更好地发展，AW 口腔对正畸客户就诊的全流程进行了全面梳理和优化，从进店前的预约流程，到进店之后的初复诊和正畸相关的转诊流程，再到正畸客户的收费流程以及后续治疗期间的跟进回访流程，这些客户就诊阶段流程体系均做出大量的优化工作。其中优化的关键点有以下几点。

预约流程：规范网电预约初诊客户信息记录模板、规范正畸预约项目及预约时长、规范正畸预约叠诊规则、规范预约操作责任人等。

就诊流程：正畸初诊接待流程中，设计有仪式感的正畸初诊洽谈室，规范医生与咨询师的接诊话术，优化取正畸资料与面诊医生的先后顺序，规范正畸初诊客户信息登记模板等；正畸复诊接待流程中，制定了预估预约合理性的模板，规范了现场客户分诊带诊的规则，优化了诊室正畸物品摆放标准及补货流程，设计了有仪式感的正畸初戴和结束的环节，规范了正畸医生、助手、客服的岗位职责等；在正畸与综合治疗相衔接的转诊流程中，制定了转诊客户的特殊标记方法和转诊话术，规范了转诊中客户维护的责任岗位等。

收费流程：制定了为经济困难的客户提供分期付款的操作规则，制定了因客户原因导致提前中止治疗时的退费流程等。

回访流程：设立了正畸专属客服岗，全流程维护客户的各类医疗或非医疗需求，规范了正畸客服微信号的朋友圈发布内容模板，规范了回访过程中跟进记录的信息模板等。

随着正畸就诊流程的全方位优化，在初诊客户来源中老带新的比重约70%，正畸日的就诊容量可达 80~100 人次，正畸业务逐渐进入良性发展轨道。

4.2 从物品流转视角看"物流"

物流是指口腔门诊所需使用的各类医疗用品或器械在诊所内的流转和使用过程。口腔医疗所使用的物品往往体积偏小，而型号种类繁多，对于口腔门诊"物流"的管理是需要有一些特殊方法的。口腔门诊作为医疗机构的属性，对于物流的管理也需要遵循严格的感染控制要求。

4.2.1 物品流转流程需考虑的维度

口腔门诊所使用到的需要流转的物品类型主要有医疗耗材用品、需消毒反复使用的器械及外发送至加工厂制作的义齿或牙套等。除去这些物品的医疗属性不谈，单从这些物品在流转过程中的流程步骤来看，它们的运行方式和优化方向存在着一些差异，需要以不同的视角来进行关注（图4—6）。

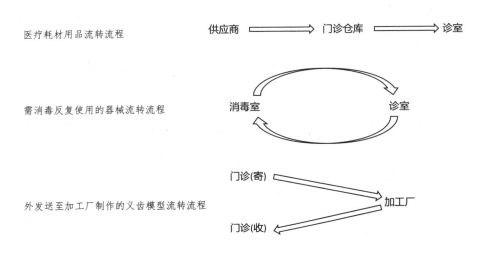

图4—6　口腔门诊物品流转的一般流程

　　医疗耗材用品主要是从外部供应商处购买的各类口腔医疗临床所使用到的粘接剂、树脂、托槽等消耗类的用品，这些用品采购至门诊之后需要进入门诊设置的小仓库进行统一存放，然后根据各医生或各诊室的需求进行分发，直至这些物品消耗完毕。所以从流程的视角看，这些物品的流转方向是单向的，不存在循环的情况。

　　需消毒反复使用的器械类用品，包括各类针、钳、锤、铤、锉、剪、锯等，需要在临床使用完毕之后继续返回消毒室进行清洗消毒工作，然后重新打包封装之后分类存放于供应区物品柜中，或者分发至相对应的诊室，供临床使用。所以从流程的视角看，这些物品的流转是反复循环，重复使用，直至器械寿命到期后报废。

外发送至加工厂制作的义齿或牙套是一类特殊使用的医疗用品，临床在做义齿修复等工作时，需要特殊定制一些口腔医疗辅助工具，将牙齿模型寄送至外部加工厂并收到相应的加工件，最后应用于口腔临床治疗工作中。从流程的视角，这些物品的流转是一次性的往返工作，门诊和加工厂之间会存在对于物品的一来一回的交接流程。

根据各类物品不同的流转属性，我们就可以制定不同改善优化策略。

4.2.2 医疗耗材用品流转流程的改善

医疗耗材用品的流转流程中，必不可少的一个环节就是仓库的出入库管理。虽然仓库的出入库流程体系在现代物流管理方法中有成熟的管理模式，但是由于口腔医疗耗材用品大多数体积较小，型号较多，包装规格较多，命名缺乏行业内的标准化规范，新材料层出不穷等因素，口腔耗材的仓库管理难度增加不少。而且口腔门诊仓库管理的工作多数由助手或前台等非专业人员兼任，仓库管理数据的准确度普遍不高。在这种情况下，在改善医疗耗材用品流转流程时需要合理规划工作的优先等级。一般来说，在医疗耗材用品流转流程中，改善的首要目标是保证临床使用的及时足量供应，也就是说在特殊物品的采购周期以及物品从仓库向各临床诊室分发的环节需要做重点流程优化。其次应该是在对各类耗材物品归类统计用量的基础上做集中采购，以更大的采购量获得供应商更优惠的价格，以便有效降低耗材采购成本。再次是在对耗材仓库做有效数据统计的情况下尽可能减少仓库的库存存货金额，当然这一点并不能降低门诊运营成本，只能增加一些门诊的现金流。

医疗耗材流转流程大致可以分为如下几个步骤：

向供应商下订单、门诊收货核对、入库登记、日常盘库、分发出库、按规则在诊间存放。

在当下口腔行业中也出现了不少耗材电商平台，这些平台还同时提供丰富的物流管理功能模块，大大提高了门诊耗材流转流程的运行效率。门诊各诊室零散的耗材用量需求可以即时录入系统平台中，门诊采购员无须手工整理订单信息，只需要定期汇总需求并一键发送给平台。平台发货后也可以在线查询物流状态信息。由于物品名称及型号等信息均由平台方编辑，有效地保证了标准化，门诊收货后，可以快速进行入库。同时利用平台提供的仓库管理软件，可以方便地进行入库、出库及库存盘点工作，保证实时查询系统内的物品库存量信息是准确的。在出库分发环节，这类系统平台也可以提供精细化的分医生或分科室的成本核算工具。这类系统平台需要克服的困难是将平台功能有效地与临床日常工作习惯相结合，将平台流程嵌入到临床工作流程当中去，这样才能保证临床工作效率和物流信息准确的双赢。

4.2.3 需消毒反复使用的器械流转流程的改善

器械消毒、分发及回收流程是口腔门诊物流管理中非常重要的一环。鉴于院感的考虑，门诊消毒供应室有着严格的规定。有关院感部分的内容，在此不做赘述，请读者参阅其他相关材料。在消毒器械的流转流程中，经常发生的问题的就是器械不够用。然而，门诊管理者面对这一类问题时，往往简单地认为是器械不够或是消毒人手不够造成的，从而立刻增加器械数量或增加消毒人员。但是这样工作可能非但没有解决临床无器械可用的情况，还增加了门诊的成本，并且使器械管理更加混乱。其实这一问题的解决方案需要借鉴精益方法学当中的节拍时间（Takt Time）的概念，在全盘审视流转流程的各环节后，准确测算出各步骤的用时，然后调整各步骤的工作和等候时间整体运行节奏同频，这样才能有效解决临床感觉器械不够用的问题。

消毒器械的流转流程一般存在以下步骤：

污染器械清洗、器械分类打包、高温高压消毒、分类存放于供应室货架、诊室领用或向诊室分发、诊室使用完毕后污染器械回收。

在这些流程步骤中，污染器械清洗、器械分类打包、高温高压消毒等动作存在不同的节拍时间，一般说来，高温高压消毒所需要的时间较长，而且从器械视角看是进行的整批集中消毒。这一行为是不同于其他两种步骤环节的，所以已清洗且包装好的器械就会因为没有空闲的消毒锅而出现等待堆积的情况。这一工作的改善是无法通过简单增加器械量或增加消毒人员来改善的，甚至增加消毒锅的容量或数量也不能有效解决。最好的方式是测算一次集中消毒器械的数量和时间，按照这个消毒锅的时间节奏来准备清洗、打包这样的前续工作，以保证消毒锅可以再次进行工作时，已经准备好了足够量的待消器械。同时对于诊室使用完毕后污染器械回收的环节步骤也可以测算出合适的时间频率。分类存放于供应室货架以及诊室领用或向诊室分发流程动作中更多的关注点应该是器械的分类，保证某些诊室专用的器械可以准确存放于规定地点。这里可以利用可视化管理的原则将器械套上不同颜色的橡皮圈，也可以在各供应室或诊室的储物空间（抽屉、柜子等）上贴上文字标签，以示区分。

4.2.4 外发加工物品流转流程的改善

口腔门诊会选择适合的外部加工厂制作义齿或牙套等辅助用具。口腔门诊对于这类外发加工的物品流转流程一般是这样的：

诊室取模、前台寄送、前台收货、发回诊室使用。

在口腔门诊的物流管理中这一类外发加工的物品流转工作往往不会引起门诊管理者的重视。这一类流程可能存在的风险是模型回收时出现遗漏，而诊室内临床团队在发现缺货时往往已经是客户在门诊复诊的情况下了。在门诊外发加工量比较大的时候，门诊前台需要建立有效的寄送、收货及分发加诊室的信息登记及核对机制，相当于是一个小型物流中心，以保证每一件物品都可以有准确信息进行追溯。

案例

QS齿科诊间物品备货及摆放流程、器械回收消毒发放流程、外发加工寄送流程。

QS齿科在正畸、综合、儿牙业务全面发展之后，门诊客户就诊量持续增加，各诊室的器械及耗材使用量增大，为了保证临床工作效率，避免出现助手在配诊过程临时出去找物品的情况，QS齿科进行了诊室物品备货及摆放流程的优化工作。在优化工作中，助手们自行组织讨论，根据各诊室的常规医疗操作项目来进行诊室物品的配置，在诊室内的各储物空间——如抽屉、柜子、移动柜等——设计柜里的物品摆放规则并贴上简明的标签，根据日常客户就诊量来计算诊室内的备货量，并制定诊室责任人负责及时补货规定。

标记笔，托槽，皮圈，澳丝，尺子					
长矩，短矩	牙线	车针	托槽树脂，卡瑞斯玛树脂，酸蚀剂，流体	片切砂条，调拌刀	分牙圈，推簧，仿澳丝
加力单位，结扎丝	结扎圈	片切尺			车针盒
打火机	抛光膏	黏接液			保护蜡

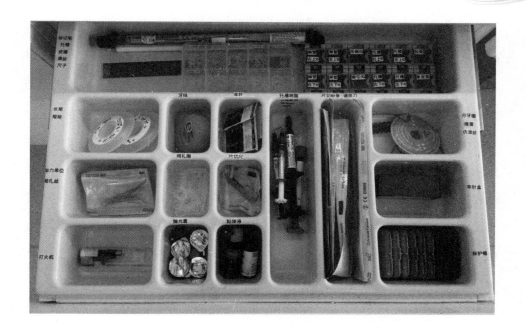

　　QS齿科同时也对器械消毒流转流程做了优化，在测算了消毒锅的工作时间和容量后，对清洗和打包的各项内容做了工作节奏的安排，以保证消毒锅也可以高效满负荷运转，同时结合临床现场的客户量，规范消毒人员至各诊室回收污染器械的频率，保证污染器械既不在诊室积压，也不会使得消毒人员多次无效回收。QS齿科在没有增加采购器械的数量，也没有增加消毒人员的人手的情况下流程优化使得诊室内缺器械用的情况大为好转。

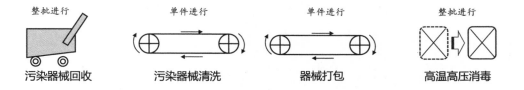

　　QS齿科有大量的牙模需要寄送给外部加工厂，在优化之前每做一次模型的寄送，前台会在一个纸质登记本上做手工登记，当再次回收到加工件成品时再回到当初寄送时登记的位置填写已收到。但是纸质信息会因书写而造成辨别不清，而且从寄出到回收往往会经过几周时间，前台收到加工件成品后再返回当初位置去反查很不方便，所以在实际运行中这个登记本并不能起到追溯信息防止加工件丢失的作用。在流程优化后，该门诊上线了一套自行编辑的电子化流程工具，让诊室取模前台寄送前台收货发回诊室使用的每个步骤均有门诊员工在系统中登记的信息痕迹，而且电子化的信息在追溯反查时非常方便，有效地达到了每一个加工件的寄送管理，人为造成的丢失的情况也几乎消失。

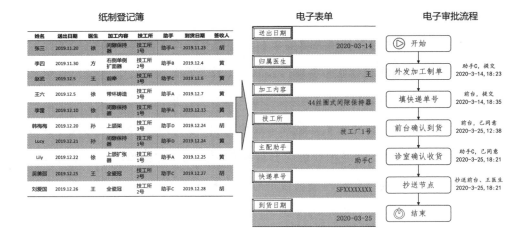

4.3 从团队协作做客户维护的视角看"信息流"

口腔门诊的信息流是指门诊各岗位间交换各个环节的信息的沟通过程。我们知道口腔门诊的内运营工作是大量依赖人来进行的，在各类非标准化的人际协作关系之下，人与人之间的信息流就会显得复杂而多变。事实上，口腔门诊的信息流是非常重要的一类需要优化的对象，也是口腔门诊内运营管理中的重点。

根据口腔门诊团队工作的性质，可以分为团队协作做客户维护下的信息流和管理层与员工间沟通的信息流两类场景，也可以简单地说是工作信息流和管理信息流。在这一部分中，我们首先分析一下在门诊临床的日常工作中，团队在共同维护客户时，如何有效地将信息流打通，更好地优化客户体验，进而形成老带新的良性循环。

信息流的改善优化，离不开信息化平台工具的支持，类似钉钉、飞书、企业微信这类开放的办公自动化管理软件是很有必要引入口腔门诊信息流建设中的。当然，对于信息化工具还需要做适合自身口腔门诊团队的个性化配置。在当下的行业中还没有出现一款专门针对口腔门诊业务流程的信息化平台工具，这也是未来口腔行业可以突破创新的领域。

4.3.1 客户维护工作信息流的分类分析

口腔门诊团队做客户维护工作，我们从客户的消费旅程（customer journey）的视角来拆解一下。一般来说，客户接受口腔门诊医疗服务的过程，大致可以分为认知、触达、交易、推荐四个主要的过程。

认知：客户了解口腔门诊或医生的信息渠道一般就分为两类，一类是在公域平台上做主动信息检索或被动接收信息推送，比如网站搜索或地图导航推荐，当然也包括各类线下的实体广告或店内展示物等。在当下新媒体平台火热的情况下，口腔门诊也可以在平台规则允许的情况下做合适的信息曝光。另一类是通过身边的亲朋好友的途径获得的关于口腔门诊或医生的信息，这一类信息往往会以亲朋好友的视角来介绍，可以是口头传递的信息，也可以是在朋友圈等私域平台上发布的照片或视频等信息。

触达：初诊客户触达口腔门诊就与门诊的团队成员发生了信息交换，口腔门诊团队就可以进入主动维护客户的工作阶段了。这一触达过程可以分为客户到店前的预约咨询和到店后的初诊接待。客户到店前的预约咨询按客户来源的渠道的不同可能会与不同的门诊岗位发生信息交换，比如线上平台来源的客户会和网电部门进行预约咨询，老客户转介绍的来源客户会与客服岗甚至是医生本人取得联系。到店后的初诊接待在细分科室的情况下，不同岗位会分工介绍不同的信息内容，并获得各种角度的客户信息反馈。在触达阶段，几乎门诊临床团队的各个岗位均直接或间接地与初诊客户发生信息交换，门诊团队需要将这些信息碎片拼凑起来之后组成一张完整的"客户画像"，以便在下一阶段交易环节更好地促成交易。

交易：客户在口腔门诊的交易环节主要是选择合适的医疗产品的购买过程。然而由于客户对于医疗知识的缺失，医疗产品交易的选择其实主要依赖于医生在全口检查后向客户所做的推荐。所以这一交易环节，主要就是所谓的客户开发或转化升单的过程。当然，在这一交易的信息流中，一定要注意坚守医疗的底线，不能为了逐利而进行过度医疗。这也是口腔作为消费医疗的商业底线。医生基于全口治疗计划，在客户的主诉之外进行口腔全生命周期的健康维护方案，这是口腔医疗交易环节所鼓励和推荐的，当然，门诊团队需要全程维护跟进客户各项交易（医疗项目）的转诊过程。

推荐：在客户就诊治疗过程中，门诊团队成员需要与客户进行各类医疗及非医疗的客户维护工作，包括主动的就诊过程中现场的服务、细致的医嘱沟通、离店之后的回访、下次预约前的跟进、客户突发情况的及时响应等。事实上，在客户关系等级中，能否将客户从普通医患关系提升至朋友甚至是亲人关系，主要就是依靠在推荐这一环节的客户维护的工作。尤其是对于正畸和儿牙这样的长周期就诊客户的医疗行为中，更容易做到客户关系的升级，但是也更考验门诊团队客户维护的能力。在大量在治客户需要维护的情况下，能否做到精细化的跟进，是考验团队协作能力的关键。推荐这一环节，在客户维护的细节工作中，也需要设计一些峰值体验（MOT）环节，以有效促进客户的推荐行为。

4.3.2 客户维护工作信息流的改善

口腔门诊的客户维护工作总体来说是处于越来越被重视的状态。曾几何时，当口腔医疗几乎是公立医院体系主导时，医生及临床团队成员是没有什么客户维护意识的。甚至在民营口腔医疗机构发展的早期，由于多数医生是从公立医院体系出来的，整体客户服务的水平仍然较低，客户来口诊门诊消费，自身需要做很多的准备工作，很难做到被动式的接受门诊服务。在当下口腔医疗资源逐渐丰富的情况下，客户的选择增多，门诊间的竞争加剧，所以就对口腔门诊的客户维护能力提出了更高的要求。

那么客户维护的工作信息流应该怎样去思考改善的方向呢？客户维护的工作信息流可以分为四类：认知、触达、交易、推荐。我们分别审视一下这四类信息流的工作内容和改善方向。

认知：口腔门诊团队的主要工作内容就是将门诊内部的合适的有价值的信息通过公域平台或老客户的渠道扩散出去。这一部分的工作内容乍一看没有什么信息流的考虑，因为主要就是市场部这样职能部门负责去宣传就好，主要是一些外营销的工作，好像与内运营管理关联不大。其实，认知环节是初诊客户了解口腔门诊的第一步，他们第一时间所接收到的关于门诊或医生的信息应该如实地反映门诊想要表达的情况信息。所以，所谓这些外营销的工作是需要与临床团队一起协作来完成的。比如，正畸相关医疗知识想通过小红书等线上平台进行科普宣传，往往门诊会选择面型改变明显的病例做展示，但是一味地这样宣传，会给潜在的这些客户造成正畸就可以改变面型的曲解，所以为了使宣传的信息能更准确表达医疗的基础概念，在临床团队相关病例资料和话术的协助下，应该在平台展示丰富的成功病例类型，避免造成客户的误导。另外，对于老带新渠道的信息扩散，同样也需要市场部成员参与到门诊临床团队中，在一起制定合适的客户维护的策略后，准备相关的宣传资料让客户扩散出去。比如，门诊做老客户的回馈活动，邀请客户到店参与万圣节派对活动，为了促使客户在朋友圈转发能宣传门诊的信息，市场部可以准备门诊专属奶茶杯，因为年轻人对手捧奶茶拍照发朋友圈是情有独钟的。有了这样的细节设计，就可以避免客户参与感很好但没有什么素材可以转发朋友圈的尴尬局面出现。

触达：初诊客户在到店前就已经和网电或客服有预约咨询的接触和沟通，但是为了有效地将信息流传递给临床的接诊团队，网电需要在门诊管理系统中留下翔实的沟通记录以便让接诊团队读取，客服需要在门诊早会中提前介绍初诊客户已知的情况，这些信息流的沟通工作都是为了使团队能对客户到店后的初诊接待过程有所准备。客户的初诊接待信息流的分工会因科室业务属性的不同而有较大的差异。对于高客单价的医疗项目，信息流的沟通会相对较复杂。比如，在儿牙客户的初诊接待中，医生与小朋友和家长交流的口内医疗情况，以及儿牙管家与家长沟通的套餐卡等信息需要做有效的组合，让管家可以有针对性地推荐合适的套餐卡。再比如，正畸客户的初诊接待中，医生需要体现出医疗方案的专业度，对于牙齿病例的诊断、方案的讲解等部分需要详细且耐心，但是对于科普性的矫治器的介绍、正畸治疗基本的过程等内容可以交由咨询师来讲解，另外对于价格费用的解释工作也需要由咨询师来负责。

交易：医生基于全口治疗方案，在客户的主诉之外，建议完成合适的口腔各类维护项目，以及包括客户的亲属或朋友也可以做口腔检查。在这样的交易环节中，信息流的交接存在有医生和助手间对于客户全口治疗方案的记录，也有医生与转诊的助手或客服间关于转诊方案的交接，还有前台对于客户全部预约信息的准确录入。如果有必要，还需要邀请其他科室的专家前来会诊。这些信息的流转可以是口头交接，有时候也需要做必要的转诊单或会诊单的登记，以避免信息的遗失。比如，对于洁牙客户的开发，在主诉洁牙之外需要做全口治疗方案的讲解，可以使用信息记录表向客户解释开发方案，也可以利用 AI 信息化工具做模拟展示，医生讲解信息时，助手需要及时在门诊管理系统中录入相关信息，并由助手或客服做其他相关转诊工作的交接。

推荐：是做促老带新的重要工作环节。对于在治客户的全流程跟进维护，门诊的临床团队成员需要形成有效的信息流协作机制，一方面需要有医生、助手、客服等岗位职责的分工，另一方面还需要有高效的信息化工具来做支持。由于同时需要维护跟进的客户人数较多，将客户维护信息流的内容融入每日临床工作是高效的方式，所以在门诊早晚会的既定流程中加入当日客户信息的交流环节十分有必要。对于客户信息的维护需要有医疗及非医疗相结合的全方位视角。图 4—7 展示了可以参考的正畸客户梳理信息的框架。另外，为了有效促进客户的转介绍行为，设计有仪式感的 MOT 环节是很有必要的。比如，在种植或正畸客户完成治疗之时，可以与主治医生合影留念，客户在获得治疗效果开心的时刻，又可以有合影照片提供出来，高兴的心情下，客户转发朋友圈的概率就会很高。

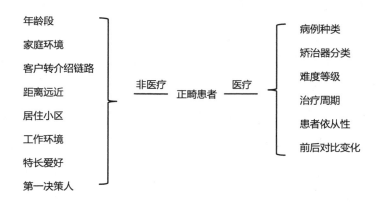

图4—7　正畸客户梳理信息的框架

客户维护工作信息流的改善是融入门诊日常工作的细节当中的，这其中既需要优化话术，还需要调整信息流的节点，同时还需要根据不同客户的情况来做个性化的安排。客户维护工作信息流是集中体现团队协作能力的部分。好的客户维护团队，会给客户一种"回家"的感觉。

案例：

RS口腔，在信息流优化改善之前，大量的初诊客户信息需要咨询师抽空与医生做交流，既占用临床看诊时间，也无法使团队成员相互借鉴和交流客户沟通的方法。之后，RS口腔建立了门诊早晚会制度，在早会时充分沟通已预约的初诊客户的相关信息，在晚会时将今日到店的全部客户信息做复盘梳理和重要信息同频。其实早会或晚会基本可以在10~20分钟内完成，效率提高的同时，也让医生、助手、客服各岗位对客户信息有了交流，客户复诊进店时就可以做更个性化的跟进维护，体验感极度提升。RS 口腔经迭代之后的早晚会模板如下：

早会内容：
①预约情况：当日预约患者总量，包括初诊、二次看方案以及看动画、复诊。
②复诊情况：复诊有无特殊交代，有哪些患者需要特殊注意、特殊操作等。
③二次到店患者情况：咨询师提前准备好动画或方案，和医生核对今日看方案及看动画患者。
④工作安排：当日诊室分配，助手安排，有无需要正畸医生先操作项目，有无需要全科医生会诊项目。
晚会内容：
①当日患者治疗情况回顾：所有成员回顾当天患者治疗情况，包括哪些患者调整，当日迟到或未到诊患者，了解迟到原因，未到诊患者是否改约。当日有无拖诊较长情况及原因并提出改进计划。
②初诊看诊情况：概述今日总初诊情况，哪些需要跟进，看方案，成交。
③初诊成交情况：当日初诊的成交情况，哪些需要做方案，哪些交了全款的患者，咨询师告知清楚每个患者的主诉，当日医生面诊时提出的治疗方案。
④复诊特殊情况：复诊有无特殊要求或和原计划操作不同的患者。
⑤今日工作改进：回顾当日有无不顺利情况，哪些地方需要改进，及时提出问题和解决方法。

4.4 从管理层与员工做内部沟通的视角看"信息流"

　　管理层与员工间做内部沟通的管理信息流是口腔门诊信息流的另一大组成部分。管理信息的准确交换是口腔门诊内运营管理的重要基石。

　　谈到内管理信息流，就不得不引入重要的沟通漏斗概念。管理层向员工传递管理指令，以及员工向管理层反馈工作现状等，都存在沟通过程中的信息丢失的现象，这就是所谓的沟通漏斗。如图 4—8 所示，从想说出来的内容到实际说出来的到被听到的再到听懂了的直至最后反映到行动上的，整个信息链会存在巨大的"衰减"效应。所以管理信息流如果仅依靠口头传递，势必会造成很大的管理信息丢失或歪曲的情况。整体而言管理信息流的改善方向就是文字化和流程化。

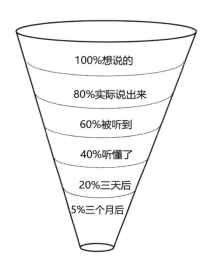

图 4-8　沟通漏斗示意

4.4.1 内部沟通管理信息流的分类分析

口腔门诊管理层与员工进行内部管理事务的沟通，主要可以从两个维度来进行审视和分析。一个维度是管理信息的传递方向，可以分为自上而下（downward）的管理信息下达和自下而上（upward）的管理信息反馈。另外一个维度是管理信息的时效性，可以分为长期（long term）和短期两类（short term）。这里需要说明的是，所谓长期管理信息，就是指无有效期的管理内容，比如请假制度、临床操作指南等，而短期管理信息，是指一次性或有截止时间的管理内容，比如年会通知、牙椅维修进度等。

　　在管理信息传递方向和时效性两种维度的组合下，就会产生如图4—9所示的四象限的结构。在每一个象限中都列举典型的非口头传递信息流的方式。门诊中大量存在的管理信息流是短期时效性的自上而下的管理指令下达，管理者面对员工通常会发布各类管理指令，希望员工能够准确执行。在这个象限的管理信息流中，可以有面向全员的公告发布、面向特定的员工的通知及针对会后任务的定向追踪等表现形式。各类管理会议是管理信息流产生的源头，会议产生的管理信息指令在会后通过公告或通知的形式向员工传递出去，然而会后任务追踪是门诊管理信息流中常常容易忽略的部分，管理层主动去做会后任务追踪的工作可以让通知下达的管理工作的进度被有效追踪，不至于出现有头无尾的情况。

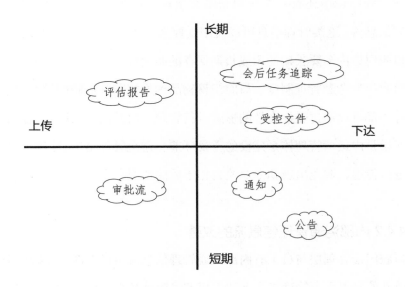

图4—9　管理信息流需要在不同的场景下选择适合的形式

所谓自下而上的管理信息反馈，比较常见的情况就是员工向管理层提出的审批需求。例如比较常见的是请假、报销、出差等都是员工发生的管理信息流，大多数审批类管理信息流都属于短期时效性的，需要管理层快速及时地给出反馈。但是这里需要区分信息流类型是否具有长期时效性，避免将长期时效性的管理信息流按短期时效性的方式处理，很快速地给予反馈而造成评估失误。比如员工希望购买某类牙科设备，采购的金额较高，设备使用的时限也较长。这样的长期需求向管理层提交，员工最好也准确一份设备使用的评估报告，里面可以包含设备的适用科室、使用环境、临床操作培训难度、设备的升级需求等等内容，这样可以让管理层更有据可依地进行相关评估。再比如，员工提出晋升的需求，希望得到升职加薪。这是一种对员工后续职位等级有影响的评价，需要员工提交自述的工作成果评估报告，以便让管理层更科学合理地做出是否晋升的反馈。

在口腔门诊中还有一类管理制度类型具有长期时效性需要自上而下传递的管理信息流。这类管理信息可以使用受控文件的方式来进行。所谓受控文件，就是口腔门诊内需要长期使用或长期保存的制度性、规范性、参考性的文件。比如口腔门诊考勤管理制度、口腔门诊物品摆放规范、口腔门诊前台接待话术指南等，都可以通过受控文件的形式进行管理。口腔门诊长期时效性的管理信息流建设是内运营管理体系建设的重要环节，避免管理指令总以短期时效性的通知进行传递，避免出现朝令夕改自相矛盾的情况。

4.4.2 内部沟通管理信息流的改善

口腔门诊管理层与员工有内部沟通管理信息流可以有四个象限的分类：短期时效性的自上而下管理指令下达，短期时效性的自下而上管理反馈上传，长期时效性的自下而上管理反馈上传，长期时效性的自上而下管理指令下达。内部沟通管理信息流的改善，第一步重要的改善动作就是尽量避免口头传递。由于沟通漏斗效应的存在，口头传递管理信息一定会造成信息的丢失，而管理信息流最后是需要落在行为动作上的，所以信息的丢失、曲解、重复以及严重情况下发生朝令夕改都会对管理体系造成伤害。所以选择合适信息化平台工具的情况下，尽可能让管理信息流文字化流程化，是管理信息流防错的重要手段。文字化，就是将管理信息"写"下来，避免口头交接时大家的理解偏差；流程化，就是将管理信息按交接节点拆解并可追溯。所以，对于管理信息，文字化，将信息正向地准确传递出去，流程化可以反向地进行各节点的追溯，那么管理信息流的准确度就会大大提高。

管理信息流的改善方向，一是注意选择合适的信息载体工具，二是注意工作流程节点的选择。

纸，其实是就是管理信息流可选择的重要信息载体工具。口腔门诊管理大部分是现场管理，将需要公示或通知的事项用纸张贴在墙上就是很好的信息沟通方式。在无纸化办公的潮流下，也不能一味地取消纸的存在，对于口腔门诊来说，日常的临床工作的管理信息需要在门诊现场进行交流，可视化的纸仍然是最佳的交流方式。当然对于需要签单的各类审批流程来说，使用电子流程是一个很好的趋势。

企业办公自动化（OA）软件，像钉钉、飞书、企业微信等，都具有设置群聊、共享文档、电子审批流、日志等功能。这些信息化电子流程一方面可以由管理后台统一配置相关的管理信息字段，使用信息传递标准化，不会出现人为编辑的错误，另一方面各电子信息流都可以追溯反查，做到痕迹管理。当然，在上线这类办公软件之后，团队内部的管理方式和手段增加了很多种信息流转的通道，口腔门诊的管理者需要适应及提高管理水平，让信息沟通助力门诊工作，而不能成为门诊沟通工作的绊脚石。比如，员工开会时的请假信息反馈，可以选择设置好的电子审批流程来进行，也可以要求请假的员工在会议群内发信息陈述情况。事实上，对于开会这种需要很快告知参会人员的情况，走电子审批流程既费时，又无法抄送与会相关人员，由员工在群内陈述相关情况是比较好的方式。

在工作流程节点的选择上，会后任务追踪的方式就是很好地管理信息流的改善工作。口腔门诊一般会有管理层的月例会或周例会。这些管理会议之后存在大量的会后任务需要安排部署，如何确保这些任务有效落地以及在出现问题时有效反馈，就需要有会后任务追踪的工作方式。而会后任务追踪的工作流程节点应该是在每次开会之前，确定会议的第一项议程就是上次会后任务追踪。另外一个管理信息流场景是受控文件的更新。受控文件之所需要"受控"，就是要对当前的版本进行保存，就是受控文件需要在所适用的场景发生变化时，与时俱进地更新迭代版本。如果受控文件一直受控而不变，那么也就失去受控的价值。受控文件的阶跃式迭代更新如图 4—10 所示。

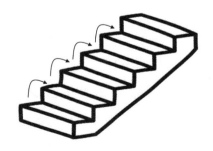

图 4—10　受控文件的阶跃式迭代更新

案例

QS 齿科在管理信息发布方式选择上做了大量的研究和优化。比如会议纪要的发布，为了保证定期例会的历史会议纪要内容可追溯，管理者将每次会议的纪要内容都编辑在同一个 Excel 文件中，不同日期的会议纪要内容选择新增加一张表格来进行，并且让最新日期的会议纪要内容出现在最左边的表格页面中，这样可以确保员工在手机端打开时看到的是需要注意的最新一次会议的内容。

另外，QS 齿科还利用钉钉平台上的低代码编辑器，生成了利于进行受控文件版本更新的管理系统。员工利用该系统可以自行提交对受控文件更新的需求，新版本生效后，也可以自动覆盖旧版本，同时历史所有旧版本均可以在系统后台保留。这样可以省去大量的人工进行版本管理的工作，使工作高效而准确完成。

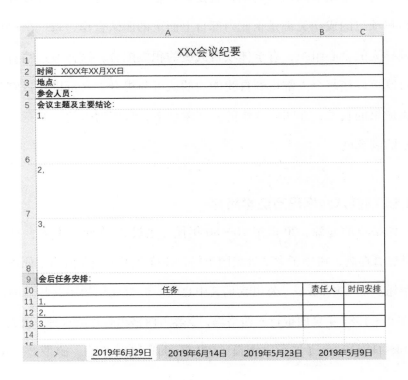

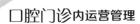

4.5 精益六西格玛方法学在口腔门诊流程优化中的应用

精益六西格玛是经典的流程优化方法学。在口腔门诊的人流、物流、信息流等各类流程优化实践中，精益六西格玛都是可以有大量可实际操作应用的。实施精益六西格玛是"一箭多雕"的多赢的战略选择。精益六西格玛为口腔门诊带来的好处非常多，它可以解决困扰门诊的重要而复杂的难题，从根本上进行解决，避免"按下葫芦起来瓢"的现象；建立持续改进和创新的企业文化，消除沟通壁垒；为公司培养下一代领导者，促进员工职业发展。成功执行每一个精益六西格玛项目就是进行企业文化变革的重要步骤。精益六西格玛项目的成功关键是企业内部自上而下的团队合作，每一个项目都有项目领导人的全心组织，有全体项目成员的积极配合，这样通过精益六西格玛项目既可以使每个人都得到自我能力的认可与提升，又可以让口腔门诊获得改善成果的收益，在团队合作的良性循环下，最终增强门诊的竞争力和提高客户的满意度。

4.5.1 精益六西格玛方法学简介

六西格玛的起源。20世纪70—80年代，经过20多年的发展，日本产品的质量显著提高，占领了大部分美国市场，让许多美国企业面临生死存亡的考验，摩托罗拉（Motorola）公司就是其中之一。经过几年的实践和酝酿，摩托罗拉公司在1987年全面推行六西格玛，点燃六西格玛管理的火种。迈克尔·哈瑞（Mike Harry）、比尔·史密斯（Bill Smith）和理查德·施罗德（Richard

Schroeder）等是六西格玛方法最重要的创始人。由于实施六西格玛，摩托罗拉公司于1988年获得美国波多里奇国家质量奖，从开始实施的1987~1997年，销售额增长5倍，利润每年增加20%，通过实施六西格玛管量所带来的收益累计达140亿美元，股票价格平均每年上涨21.3%，其效果十分显著。

将六西格玛管理方法应用得最成功的公司当数通用电气（General Electric）。1995年，在当时通用电气CEO（首席执行官）杰克·韦尔奇（Jack Welch）的带领下，通用电气开始了它的六西格玛之旅。韦尔奇认为六西格玛的含义远远超出了质量和统计学，它通过提供对付难题的方法，驱使领导层把工作做得更好，六西格玛的核心是使一个公司彻底转变。在通用电气，六西格玛方演变为一个管理系统，公司建立了从"倡导者"（champion）、"主责黑带"（master black belt, MBB）、"黑带"（black belt, BB）到"绿带"（green belt, GB）的六西格玛组织结构。在韦尔奇领导通用电气公司的20年时间里，公司的股票市值增长30多倍，达到4500亿美元，从世界排名第十位提升到了第二位，在他的带领下这个"百年老店"焕发了前所未有的活力。

现如今，六西格玛不再仅仅是一种质量改进的方法，它融入了许多包括组织变革、领导力提升和变革企业文化等方面的"软工具"内容，发展成为可以使企业保持持续改进、增强综合领导能力、不断提高顾客满意度及经营绩效并带来巨大利润的一整套管理理念和系统方法（图4—11）。

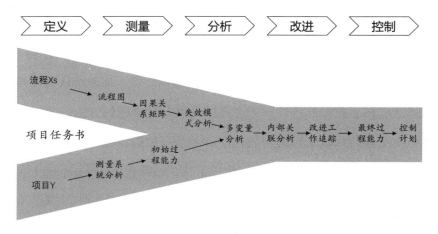

图4—11 典型的六西格玛项目执行框架

精益的起源。精益生产起源于日本丰田汽车公司的"丰田生产方式",第二次世界大战后的日本重新开始发展汽车工业,在经济萧条、缺少资金的情况下,以大野耐一为代表的丰田人进行了一系列探索和实验,最终形成了完整的丰田生产方式,并使日本的汽车工业赶上并超过了美国。为揭开日本汽车工业成功之谜,1985 年美国麻省理工学院制定了一个国际汽车计划项目,组织 50 多位专家、学者历时 5 年对西方的大量生产方式与日本的丰田生产方式进行分析对比,最终在《改变世界的机器》一书中提出了精益生产(lean production)的概念。"lean"原意是"瘦",精益的核心思想就是要和"浪费"做斗争,识别并消除企业经营活动中的"非增值"的活动,加快人流、物流、信息流。

精益思想可以概述为五个原则：精确地定义特定产品的价值，识别出每种产品的价值流，使价值不间断的流动，让客户从生产者方面拉动价值，永远追求尽善尽美（图4—12）。

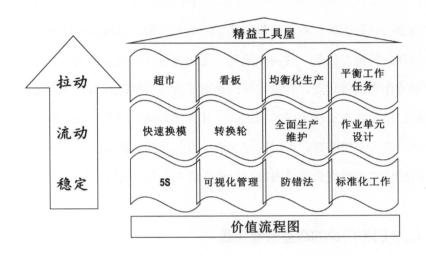

图4—12 精益方法学理念及工具

六西格玛是一种基于顾客驱动的追求卓越绩效和持续改进的管理哲学。它以流程持续改进为基本策略，通过消除过程变异和提高质量，大量减少不良品，降低成本，强调提高顾客价值和顾客满意度，综合提高企业的竞争能力和盈利水平。它已经成为一种理念、文化和方法体系的集成。精益的指导思想，从顾客需求出发，精确地确定顾客价值，识别和优化产品价值流，并通过顾客订单拉动生产，追求尽善尽美。其最终目的是通过流程整体优化高效利用资源，消灭一切库存和浪费，达到用最少的投入向顾客提供最完美价值的目的，即持续不断地追求尽善尽美和精益求精。精益方法强调适时、适量、适物。

通过比较，可以看出，精益和六西格玛二者具有很强的互补性。六西格玛管理是解决问题的方法论，有一个非常好的解决问题的框架。它以数据分析为基础，旨在通过消除过程变异、持续改进获得近乎完美的质量，进而获得顾客完全满意和顾客忠诚。六西格玛关注于质量和价值，其核心目的是增加价值，满足顾客。精益方法是一种消除浪费、优化流程、准时制造的方法。它把任何地方都可作为改善起点，其最终目的是用尽善尽美的流程为顾客创造尽善尽美的价值。精益方法关注于成本和速度，其核心是降低成本、提高效率。精益和六西格玛进行有机结合，可以同时获得二者的优势，摒弃它们的不足，精益六西格玛已经成为现代企业普遍推行的科学的企业管理方法。

4.5.2 口腔门诊的精益管理实践

虽然精益六西格玛方法学是源自制造业的一门管理方法学，但是这样的管理思想在其他行业的企业管理中一样有着良好的应用。在口腔门诊的管理实践中，也有不少很好的实践案例。其中，在一本由美国牙医 Sami Bahri 博士自行撰写并出版的小册子 *Follow the Learner —— the Role of a Leader in Creating a Lean Culture* 记录了一份很好的口腔门诊精益管理实践案例（图4—13）。

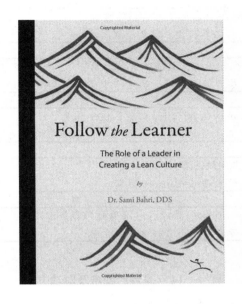

图 4—13　口腔门诊精益管理实践案例

作者 Sami Bahri 博士是一名全科医生，被誉为世界第一个精益牙医，其门诊位于美国佛罗里达州，有 3 个全科医生和 1 个正畸医生，10 把全科椅位和 7 把正畸椅位。作者在管理自己的口腔门诊时，遇到的核心痛点就是客户等待时间过长及频繁改约，最后造成客户的治疗周期被延长，客户的满意度下降。该作者在借鉴了精益管理中的单件流（one-piece flow）的概念，创新性地提出了在口腔门诊中进行流程改善以实现单患者流（one-patient flow）。在流程优化中，该作者所遇到的困难和解决方案列举如图 4—14 所示。

困难 1：术前备物占用了大量预约时长
解决方案：简化器具盒，重新整理用物

困难 2：医生等患者，需要扩大"产能"
解决方案：尽可能在患者一次看诊中实施所有操作

困难 3：Hygiene & dentistry 功能区被分隔开
解决方案：将 dentistry & hygiene 在治疗流程中均匀地分布开

困难 4：员工间缺乏有效沟通协作
解决方案：设置 flow manager 岗位

困难 5：flow manager 难以及时准确的同各岗位沟通
解决方案：开发了一个可视化看板系统

图 4—14　遇到的困难及解决方案

最后，该作者也总结精益管理实践的关键，对员工领导力的训练和提升。书中花了大量的篇幅来陈述对于人的领导力提升的精髓：尊重员工以及他们的私人生活，开诚布公地同员工谈企业发展，以获得长期的合作关系，尊重每个人的时间，用事实获取信任，达成一致而不是指令式的控制，别犹豫立刻开始做。管理者与员工建立平等的信任关系，是各类流程协作的前提。该书中还提到，为建立这样的信任关系，管理者与员工甚至可以公开地讨论员工薪资这样的话题，让员工可以自主提出期望得到的合适的工资数额，并公开探讨什么样的薪资方案才是合理的。

精益管理，没有"强势"，只有"合理"。员工在这样的体系中可以充分发挥主人翁的责任感，各个流程才能有效、主动地协作起来。就像精益实践的

"安灯绳"案例，每个普通的员工在流水线遇到异常情况时都可以拉动安灯绳，没有管理者的要求，完全靠员工的自主行为驱动。和"安灯绳"案例一样，精益实践的有效落地，不在于表面上看上去有环境或流程的改变，更关键的在于员工自身领导力的提升。

本书的作者也是一名精益六西格玛黑带。在中国口腔门诊中也开展了第一例全流程项目制的精益六西格玛流程优化项目。在其后丰富的口腔门诊流程优化实践案例中，也愈发感觉方法学工具和员工思维方式改变具有同等的重要性。口腔门诊精益管理的有效落地，一定不是管理者自身的工作，而是需要有效调动全员参与，这也是精益思想的精髓。

4.5.3 用流程化的思维做管理来避免员工犯错

精益六西格玛的核心思想就是对工作流程进行持续改进和优化。流程化的思维还体现在对于混乱问题进行拆解或组合以形成规范的流程。通俗一点说，就是有流程的要改进，没有流程的拆解出流程也要改进。

流程化本身就是精益方法学中的防错法之一。举个例子来说，宜家家居对于家居的拼装指导就是大量运用了流程化的思想来实施的。客户在购买了家具回家进行拼装时，面对满地的零件，往往无从下手，缺乏有效指导的话也会装错。宜家提供了详细的拼装流程示意图，客户只需要严格地按照示意图上的步骤来实施，就一定可以拼装完成整个家具的拼装工作。

或许面对这样已经做好的工作流程，大家会习以为常，不觉得有什么高明之处。但是，殊不知在口腔门诊中有多少被我们忽略的可被流程化的混乱局面，门诊管理者并没有引起重视，只是在单向强调不要犯错。举个例子，在隐形矫正的治疗中，口腔门诊一般会对客户的牙套盒进行保管存放，当客户来门诊复诊时，助手会取出从牙套盒中取出一定数量的牙套发放给客户。然而，在这一发放过程中，时有发错牙套的情况。面对这一不起眼的小问题，门诊管理者通常是强调让员工细心，但往往不能根本解决该问题。其实面对这一牙套盒的存放管理的问题，我们可以将助手的工作拆解一下，规范助手的工作变成一步一步的工作流程来避免员工犯错。流程的拆解可能可以是这样的：起初就是管理者笼统地要求助手需要向复诊的客户发放牙套，但是并没有规定工作时间节点和顺序。在优化时，就可以明确牙套的发放是在配台结束之后，并且应该当着客户的面计算牙套的数量，然后发放牙套并送客。有了这样的工作流程，助手在客户复诊时就是有节奏的，不必着急提前计算牙套数量，导致忘了当日的复诊客户的牙套数量是否已经计算完毕等。助手面对每个复诊客户都会重复这样的工作流程，有序进行，不再犯错。甚至进一步的，对于牙套发放信息的登记和校对，也可以给出工作流程，细化之后就变成了第三版的牙套发放工作流程（图4—14）。

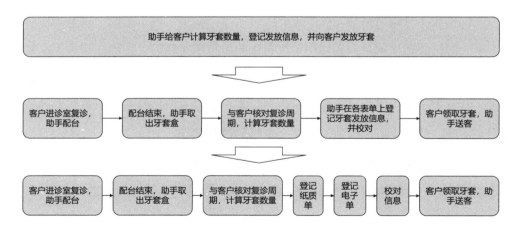

图4—14　牙套发放流程的选代更新

　　工作流程的拆解，并不是增加员工的工作量，而是在工作的完成可以有多种路径来实现时完成工作，明确只选择其中一种来进行，防止出错。用流程化的思维做管理来避免员工犯错，其实是精益六西格玛管理思想在口腔门诊现场管理中的重要应用。给口腔门诊中的各项工作用流程化的思维来审视，拆解或组合成规范的人流、物流、信息流，员工工作更清晰，管理者工作也有据可依，整体口腔门诊的工作更有秩序，也会更高效。这是口腔门诊内运营管理的重要环节。

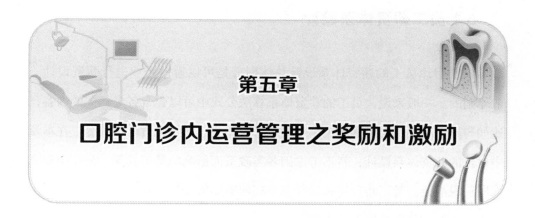

口腔门诊作为企业的最基本表现形式就是需要给员工发工资。员工来到口腔门诊上班，无论从事什么岗位的工作，是需要获得合适的工资收入以及期望收入可以增长。所以口腔门诊内运营管理的奖励和激励的部分其实就是在回答如何给员工发钱以及如何让员工未来多挣钱的问题。这是从静态维度和动态维度来审视"钱"这一命题，所以就会引出口腔门诊内运营管理的薪资体系设计和评价体系设计两个部分。口腔门诊还可以采用一些短期奖励的方式来弥补体系设计时的不灵活缺陷，让员工可以有被看见的动力。股权激励方案是对员工利益的长期驱动方式，当然适合口腔门诊的股权分配方案是非常值得研究和探讨的。

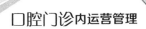

5.1 员工薪资体系设计

口腔门诊员工的薪资体系设计总体而言是可以遵循企业进行薪资设计一般原则的。一般来说，员工的薪资体系算法公式中可以包含各类相关的内容，比如与岗位相关、与考勤相关、与绩效考评相关、与特殊贡献相关等。在本章中讨论的薪资体系设计，暂不考虑因各类政策而影响的员工社保、公积金和个人所得税部分。员工薪资体系设计就是在回答如何给员工发钱的问题，是属于对于"钱"的静态维度下的思考。

5.1.1 薪资体系的设计原则

在设计口腔门诊的薪资体系时，我们首先需要将口腔门诊的员工进行分类。根据口腔门诊的员工岗位在薪资测算时的可能差异，我们将员工分为以下四类：临床医生、临床非医生（销售）、临床非医生（非销售）、总部或行政后勤。对于每一类员工岗位的薪资设计均需要考虑固浮比，即固定工资与浮动工资的比例。固浮比越高，工资收益越稳定，固浮比越低，越具有很强的激励性（表5—1）。

表5—1 口腔门诊员工薪资体系设计

岗位	固定工资	浮动工资	薪资变化图示
临床 医生	固定 (与等级相关)	按业绩提成	
临床 非医生（销售）	固定 (与等级相关)	随业绩/人次浮动 (含部分提成)	
临床 非医生（非销售）	固定 (与等级相关)	随业绩/人次浮动	
总部 行政后勤	固定 (与等级相关)	固定	

　　临床医生，是口腔门诊业务量的主力成员，可以说口腔门诊的业绩就是各临床医生名下业绩的总和。所以大多数口腔门诊对于临床医生的薪资体系设计均是按照其名下的业务量做一定比例提成的。临床医生薪资设计固浮比很低，有些门诊甚至于实行零保底政策，也就是说如果该医生因各种原因没有产出业务量，那么工资就为零。少数口腔门诊会对某些影响力很大的医生实行年薪制的固定薪资政策。由于多点执业政策的放开，对于口腔门诊来说会出现兼职医生的情况。对于兼职医生薪资核算，其基本框架也是一样的，只是提成比例的参数会做出一些调整。

　　临床非医生（销售），就是偏销售类的各非医生岗位。比如以促成交为目的的咨询师、以促导流进店为目的的网电客服等，他们的工作可以辅助提高门诊业绩，具有一定的销售属性。多数口腔门诊会对这样岗位的员工在相对固定的基础工资之外增加一部分浮动的提成工资，给予这类员工一定的激励。但是他们仍然属于非医生岗，保持一定固定工资收入是必需的。

临床非医生（非销售），是类似临床助手、前台等不具有销售属性的临床团队员工。一般来说，在口腔门诊员工人数中，这类岗位的员工人数会占多数。在对这类岗位的员工薪资体系设计时，需要充分考虑到整体薪资收入的稳定性，固浮比需要保持在较高的水平。当然，多数口腔门诊还是会根据医生小团队或全门诊的业绩的波动，对这类岗位的员工工资做出一定比例的上下浮动，一方面这类临床非医生（非销售）岗位员工也能享受到一些业绩上浮时的利益，另一方面也有利于门诊保持整体人员薪资占比的稳定。有些正畸或儿牙主导的门诊，由于大量无收费的复诊人数到店会使这类员工的工作量增加，在考虑浮动工资部分时也会将门诊人次的波动考虑在内。

总部或行政后勤，是一类非临床的专职人员。在连锁门诊组织中，一般指总部人员，在小规模的单体门诊中，一般就指专职的行政后勤的人员。这些人员一般是市场、人事、采购、财务等岗位的人员，他们在工作中一般不会直接接触客户，不会直接和门诊业绩产生关联。所以这些岗位的员工在设计薪资体系时一般就是固定的年薪制，也就是说不因门诊业绩的波动而变化。当然这部分人员的人数在整体门诊员工数中所占比例很低，也是符合小总部大门诊原则的。

5.1.2 薪资体系的核算原则

针对四类口腔门诊员工做薪资体系设计的基本原则下，每一类员工的薪资核算的原则也是有一定的规律可以参照的。

对于所有的员工类型来说，其可能涉及的固定薪资部分（一般是基本工资或岗位津贴等科目）的核算方式，一般都是与门诊或医生团队的业绩无关的，只是在员工评价体系的原则下，根据员工的等级或职级来进行确认。当员工在一个评价体系的周期内，这一部分的薪资是基本保持不变的。

对于各类型员工的浮动薪资部分，其核算方式会存在比较大的差异。但是这一部分浮动薪资，有些门诊也会采取拆分至月度浮动薪资和年终奖两部分的方式来操作。设置年终奖的方法，从门诊管理层来说可以有两种好处，一是平时月薪发放的压力减轻，为门诊留存一定比例的现金流，二是增加了一种薪资调节的管理手段，在薪资体系的变革期，可以利用年终奖调节一次性将变革前后的旧账处理妥当。

临床医生岗的浮动薪资，一般是以医生个人名下的业绩乘以相应的提成比例来计算得出的。一般情况下，临床医生的提成比例大致在10%~30%，有些营销导向很强的口腔门诊，医生的提成比例可能会更低，有些能力资历很强的"大咖"医生，提成比例也会更高，在40%左右。这部分提成比例的数值，有些门诊也会结合员工评价体系做出调整，即医生升职后，提成比例可以增加。有些门诊也会对于提成比例设置为阶梯激励，即当业绩达到一定标准之后提成比例也会增加，而且业绩超额越多，提成比例增加得越多。对于多点执业的兼职医生，一般来说他们的提成比例要比自身门诊的全职医生高，可以在50%左右，甚至有些门诊可以提至70%。临床医生的浮动薪资计算时，有部分门诊会在业绩中扣除医生所使用的耗材材料费（或高值耗材材料费）以及义齿加工等加工费。在扣除材料费和加工费后再乘以提成比例才得出浮动薪资收入的金额。口腔门诊的物流管理体系需要提供准确的归属于医生名下材料费和加工费的核算数字，才能使薪资核算准确无误。另一个需要在做核算时考虑的问题是医生名下业绩的确认。在有套餐卡券或存在欠费及预收等情况时，医生的业绩确认需要制定相关的定义和补充规则，以保证医生业绩有准确的核算规则。

所以，总结一下，对于临床医生的薪资核算，需要确定以下三个参数，就可以使浮动薪资金额计算准确：医生业绩、材料费（加工费）、提成比例。

临床非医生（销售）的浮动薪资核算中，如果员工绩效核算可以使用归属于该员工名下的业绩来计算，如咨询师可以参照临床医生的计算公式来核算。对于咨询师这样的销售，一般来说提成比例在 2% 左右，当然类似于医生，其提成比例也可以有随职级而变动或按业绩而设置阶梯激励的调整方式，以促进咨询师向更高的业绩而努力。还有些门诊对于网电客服这样可以促进初诊导流进店的岗位也设置浮动薪资，核算时需要设置导流进店人数及浮动奖金金额的对应关系表单，以便准确核算出员工的浮动奖金金额。

临床非医生（非销售）类的员工浮动薪资核算，一般采取跟随门诊业绩或所配合医生小团队的业绩来浮动的方式。这里在做浮动计算时，可以采用两种方式：一种是浮动值仅与员工自身相关参数有关，也就是说自身的浮动薪资不与其他员工相关；另一种是浮动值是基于小团队测算后再进行二次分配至员工，在这样的核算办法下，如果小团队内增加了人员，则每个人的分配收入都会因稀释而变少。在实践中，对于综合业务中，助手和医生之间有固定的匹配关系时，助手的浮动薪资可以采用跟随医生的业绩来浮动；对于正畸业务，往往一名医生需要配置多名助手，则这些助手可以实行团队制测算然后再进行二次分配；对于前台这样的公共服务岗位，则可以随门诊的业绩来浮动。在正畸或儿牙业务中，也会将门诊人次考虑在浮动薪资的测算依据中，因为门诊人次会反映他们的劳动负荷。这部分浮动薪资的测算，缺乏标准化的公式来计算，有些门诊可以根据自身业务量的波动范围总结出一定规则的计算公式，但是这部分浮动还会重点参考的主管的主观评价，以保证最后金额的合理性。

总部或行政后勤员工的浮动薪资核算，虽然这部分的金额基本上是固定不变的，但一般也会随着员工评价体系的规则，在职级升高后进行参数的调整。

5.1.3 薪资体系的管理权

所谓薪资体系的管理权，就是员工的薪资计算由谁决定，换言之，就是员工在薪资出现疑问的时候应该由谁来出面解释。其实这一命题在口腔门诊内运营管理的实践中十分重要，因为薪资体系的设计很难做到面对所有员工都保持公平合理，而且口腔行业的从业人员普遍职业素养不高，对于薪资体系的设计也会存在理解上的偏差。所以为了保证薪资体系在执行过程中可以平稳落地，其管理权的责任归属也是薪资体系设计时需要考虑在内的环节。

薪资体系的管理权，有两个层面的含义，一是薪资核算时各参数和公式的确定，另一个是主观评价及调整的判断。一般说来，在薪资体系设计的环节，可以成立薪资体系设计小组，小组成员可以吸纳管理层及员工代表进入，在公平公正公开的原则下，开诚布公地讨论全员的薪资体系，尽可能合理地测算及确定各参数。在薪资体系实施之后，这些小组成员由于经历过核算过程的讨论，对数学公式背后的意义理解得比较透彻，每个成员都可以成为薪资体系规则的解释者，以便让有疑问的员工首先理解规则的合理性。然后在薪资体系运行的日常工作中，其所依赖的主管评价部分，会由其员工的主管在规则允许的范围内做出评价，那么员工有疑问时，也是由这名主管直接负责对接解释员工的各类问题。当然，如果确实是由于计算的错误导致薪资不合理的，那么管理层要敢于向员工承认错误，及时修改，也可以获得良好的团队氛围。

案例

QS齿科在持续发展了7年之后，进行了一次大规模的薪资体系变革。在变革时，成立了由各岗位代表组成的薪资体系变革小组，负责整体算法的重新调整。由于旧的薪资体系是在7年前制定的，那时的发展程度相对初级，许多岗位设置及业务模式在7年间已经发生了巨大的变化，所以对于薪资体系变革，首先需要梳理清楚薪资体系的现状，现存的问题现象及其背后的原因。然后再结合变革后期望达成的目标方向做调整。变革的过程为先探讨岗位的拆分或合并，岗位基本固定下来之后再分析每种岗位内的算法框架，将可以使用严谨的数学公式确认的部分固化下来，然后再分析员工薪资在框架内的调整办法，是否需要介入主管的主观评价。最后再代入实际数据做模拟测算，以保证变革前后员工实发工资保持平稳过渡（图5—1）。

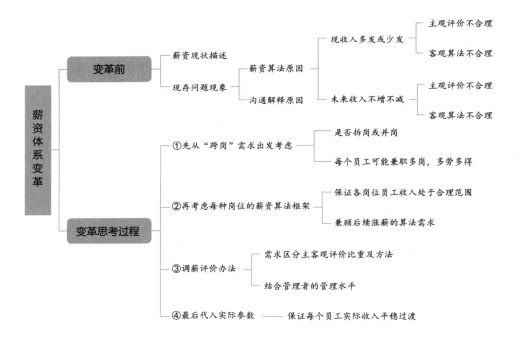

图5—1　QS齿科薪资体系变革

5.2 员工评价体系设计

薪资体系设计是一个静态的框架，它规范了员工具体发薪时可以拿到多少工资金额，以及这些金额背后的组成算法。而员工评价体系设计是一个动态的框架，它指明了员工如何工作才可以拿到更高工资，也就是说如何做才可以在未来多挣钱。其实对于保持员工的积极性来说，不仅是当下可以拿到高的工资，更重要的是可以看到明确的发展方向，让自己可以持续提高收入水平。

5.2.1 评价体系的设计原则

员工评价的工作主要可以分为能力评价维度和表现评价维度，即所谓的员工的"功劳"和"苦劳"。能力评价维度是员工人力资源市场价值的体现，包括操作技能水平、融合团队能力、客户沟通能力等可比较的能力水平。这类能力评价维度一般会以员工的等级或职级来反映，所谓能力提升之后，就可以得到晋升。能力评价维度一般会使用双梯制的模型来描述。如图5—2所示，员工在刚入职后处于能力需要提升的阶段，用统一的规则来进行评价。当员工发展到一定程度之后，可以分化出技术岗（P岗）和管理岗（M岗）两种晋升路径，这样就像两个梯子一样可以继续向上提升。当然员工是选择技术岗路径还是管理岗路径，需要根据自身职业发展的意愿来做出选择。一般来说，大部分医生会选择技术岗的发展路径，而其他非医生岗可以选择管理路线来进行提升。不过对于规模有限的口腔门诊来说，很难设置全职的管理岗，所以口腔门诊的管理岗晋升路线一般是以兼职的角色来实现的。

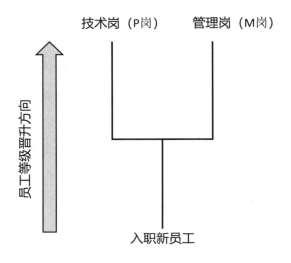

技术岗（P岗）　　　管理岗（M岗）

员工等级晋升方向

入职新员工

图 5—2　双梯制的员工晋升路径

　　员工表现维度的评价，通常是一些对于企业价值观、年度表现、月度表现、特殊工作任务的承担等不好直接在员工之间做比较的内容做评价，这些评价一般需要通过主观评价来做出判断。多数门诊会选择使用打分的方式来对员工表现维度的表现做出评价，不同的分值可以对应不同奖金额或奖金系数，以此起到对员工进行激励的作用。

　　员工能力维度评价和表现维度评价的组合很好地区分出员工产生的价值。比如员工能力很强，但是比较懒，那么能力维度的评价需要保持客观公正，但表现维度的打分就会比较低。正确的细分员工评价体系，有利于对员工发展的正确导向，也便于管理层清晰地做出员工价值的准确评价。

5.2.2 评价体系的核算原则

员工评价体系的核算结果最终会反映在员工的薪资体系计算结果中。一般而言在员工薪资体系的框架内，能力评价的结果会体现在固定薪资的因等级而调整的部分中，而表现评价的结果会体现在浮动薪资的主管评价的部分中。

员工的能力评价多数门诊会选择"初中高""ABC""一二三"之类的等级命名方法。员工有的能力评价需要既包括临床操作技能这样的可量化考核的能力，也包括团队融合能力、客户维护能力这样的依靠主观评价的能力。这里需要指出的是可量化的考核是评价的方式，主观评价也是可以接受的评价方式。为保证主观评价的相对公正合理，在实际操作中，可以设计晋升申报制度，先由员工做自评，提交自我能力评价报告（或者说就是晋升申请书），然后再参加晋升考评委员会的口头答辩。对于有些需要晋升至高等级，或者是按管理岗（M岗）路线进行晋升的员工，可以设计选择由候选人进行公开答辩。在晋升考评委员会的综合评价下，最后对候选人的能力评价进行等级划分。

员工的表现评价主要依赖主管的主观评价来进行，可以分为月度表现评价和年度表现评价。表现评价可转化为一定的分值，如某些门诊会使用年终考评分数，取分值为1，2，3，4，5，分别对应表现状态为差、一般、良好、优秀、非常优秀。有些员工人数较多的连锁门诊会按正态分布来进行表现评分的人数估算，给出对应某一表现分的大致人数，然后再由主管进行打分。员工表现评价核算所能影响薪资金额应该提前确定好范围，以降低主管间主观评价标准掌握尺度不统一带来的差异。

临床医生岗一般可以有比较明确且严格的技能考核，所以其能力评价的部分会做出比较客观的标准。针对医生所掌握的各项技能，可以把医生的能力评价按区分等级。医生的表现评价一般不多，因为医生的表现主要已经体现在自身业务量上，主管无须对医生的日常表现做出主观评价。有些门诊会选择进行年度的表现评价，反映基本态度和价值取向。

临床非医生各岗位中，助手岗也可以有相对较明确且严格的技能考核，可以类似医生一样，进行有客观标准的能力评价等级区分。而客服岗就比较难做出客观考核标准的能力评价，因为其客户服务的工作主要体现在与客户的交流过程中，会因人而异、因环境而异。这些能力的评价更多依赖主观评价。临床非医生岗的表现评价所占的比重会较大，因为非医生岗的工作内容变化较大，主管需要及时观察到员工工作的闪光点以及失误之处，并在月度或年度评价中予以体现。

总部或行政后勤人员的能力评价因岗位而异，然而能力评价的目的是让员工之间可比较，如果口腔门诊的这类岗位的专职人员人数不多的情况下，没有必要设计一套能力评价的客观标准。这类岗位的表现评价是有必要的，其评价方法与临床非医生岗类似。

对于口腔门诊中可能存在的兼职员工，其评价体系需要综合进行。按照其主岗位来进行能力评价维度的晋升，但其他兼职岗位的工作表现也需要纳入评价之中，以使该员工获得全面的工作能力和表现的评价。

5.2.3 评价体系的管理权

员工评价体系的管理权的设计主要是为了让员工获得一个公平公正的能力及表现的评价。员工评价的管理权主要需要避免的是主管或老板对评价的概念不清或主观臆断，凭感觉就说员工是好还是不好。在员工评价体系中，将能力评价与表现评价拆分开，本身就是一种管理权的分离，让主管可以不用笼统的表示好或不好。

在员工能力评价可以满足晋升申报制度的情况下，管理权看似由晋升考核委员会掌握，但由于员工是晋升申报的发起者，自己可以主动决定是否在这次晋升周期提交申请，管理权在自身。另外，晋升考核委员会也会吸纳部分员工代表来参与，管理权不会集中在主管身上。如果晋升答辩是公开进行的，管理权也会分散至每名员工身上。晋升的结果需要对全员进行公示，那么每名员工都可以起到监督管理的作用。所以晋升申报制度是一种有效分散的管理权，让管理权处于受控的范围内，以保证能力评价的客观公正（图5—3）。

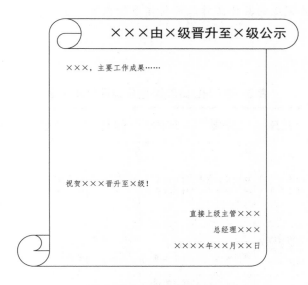

图 5—3　晋升公告模板

员工的表现评价应该是双向的，员工的表现主管评，主管的表现员工评，在综合交叉的评价方式之下，虽然表现评价依赖主观，但也会比较合理且能被接受。

案例

HL 口腔，在门诊发展过程中，医生队伍不断发展壮大，逐渐形成了能力资历有差异的医生梯队。HL 口腔医疗部，根据医生能力差异，制定了 C，B，A 三个等级的医生分级体系，并在每个大的等级中，根据项目操作难度细分出 1，2，3 三个小的等级。C1 为最初级，A3 为最高级，每一个医生等级中，都在基础技能、儿牙、牙周、牙体、修复、正畸、种植、美学等各类业务板块详细描述了所需要完成的具体工作。评价体系的内容如表 5—2 所示。

表 5—2　HL 口腔医生分级评价体系表

医生等级	基础技能	儿牙	牙周	牙体	修复	正畸	种植	美学
C1	口腔摄影 病例书写 医患沟通 CT 拍摄 TBI 整理资料 灌模型	涂氟 刷牙指导	口腔卫生宣教 拍口内照片	配台准备 材料准备	配台准备	取资料 做保持器	无菌操作 消毒 配台准备 器械准备	
C2	医患沟通 拍小牙片 做治疗计划 取模型	窝沟封闭 行为管理 间隙保持	牙周检查大表 菌斑染色	I 类洞 乳牙充填	比色及照片 调色 填加工单	灌模型 电脑排牙		
C3	熟练沟通 口扫 麻醉 美白	乳牙 RCT 早期矫治 沟通	龈上洁治 抛光	楔状缺损 II 类洞 前牙根管治疗	排龈 取模 临时冠			
B1	带教学	松动牙 上颌智齿 唇舌系带	刮治 药物治疗	后牙根管 热牙胶充填	单冠 固定桥 局部义齿 取颌关系 义齿调改			
B2	企业宣讲 网络营销 自媒体	残根残冠 正畸减数牙 正位下颌智齿	翻瓣手术 植骨 牙冠延长	根尖手术 根管再治疗	贴面 全口义齿 义齿重衬			
B3		下颌阻生智齿 埋伏牙	膜龈手术 牙周再生手术	显微根管 牙周牙髓联合治疗	咬合重建			

医生等级	基础技能	儿牙	牙周	牙体	修复	正畸	种植	美学
A1						正畸临床病例的资料收集及分析 头影测量 X光分析 诊断设计 支抗 托槽粘接 弓丝弯制	病例诊断与治疗计划 外科基本操作 种植并发症及处理 修复基本操作 基台设计 修复取模 修复体载入	DSD 显微镜下备牙
A2						安氏Ⅰ类的矫治 安氏Ⅱ类的矫治 安氏Ⅲ类的矫治 牙周病的正畸治疗 保持与复发	前牙美牙区种植 即刻种植及早期种植 GBR引导骨再生 数字化种植	3D DSD 面扫 数字化牙合架 前牙美牙种植修复 全口即刻贴面
A3						隐形矫正的适应证与优势 病例提交 附件设计 邻面去釉 初戴与复诊监控	上颌窦提升 ALL on 4 穿颧种植 种植正畸联合治疗	IGO 多学科联合治疗

5.3 灵活合理使用短期奖励

　　员工薪资体系和评价体系是一套长期的内运营管理制度，也是对最底层员工进行管理的"指挥棒"。薪资和评价体系一旦确定，就像高考制度对学生群体的影响一样，在以年为尺度的有限时间段内不宜做大规模调整。在口腔门诊的业务环境、人员结构发生变化的情况下，短期奖励的管理手段就成了薪资评价体系的很好补充。

5.3.1 短期奖励的方式

作为薪资评价体系的补充管理手段，短期奖励适用的一般是临时性或突发性的场景，比如暑期正畸季做大规模获客导流、门诊搬迁至新址、员工技能比赛等。在员工正常的岗位职责之外，出现了新的需要一部分或全体员工增加新的工作的情况，那么做一些短期奖励的方式，既使员工的短期劳动成果得到了认可和体现，又不至于去更改薪资评价体系，有利于长期稳定。

短期奖励的方式最简单的就是额外发放奖金。在确定好短期事务的工作目标后，制定相应的奖励金额，在短期事务结束后对相关员工进行发放。还有一些门诊采取计分制的方式进行短期奖励，也就是说对单项短期事务核算一定的分值，在半年或一年的周期结束后，统一依照分值累计数据进行汇总清算，清算的方式可以是发放奖金，也可以是给予团建活动的报销额度，或者是折算进入正常评价体系中最后体现在表现评价中。单次短期奖励的奖金额不宜过高，一般需要控制在员工月薪的 50% 以下，否则员工会只关注短期奖励的奖金，而忽略正常的本职工作。

短期奖励行为就是一种主管或老板主动发起的管理行为，在口腔门诊的内运营管理体系中需要慎用。因为总体来说，短期奖励的规则没有任何规范可依，给予了主管或老板极大的自由度。之所以设计为"短期"，也就是说每个短期奖励的规则没有可比性，即使某一次短期奖励的规则设定有失偏颇，结束之后也不会有后续的不良影响。

主管或老板主动发起短期奖励，也需要在充分考虑长期的薪资评价体系之后再进行，如果某一短期事务的工作其实在长期的薪资评价体系中已经有所反映，那就不必再额外设置短期奖励了。

当在正常的薪资评价体系之外发起了过多的短期奖励行为时，就需要考虑做一次全套的薪资评价体系变革，以适应新的环境。

5.3.2 项目制下的短期奖励

短期奖励的行为总体是不受规则约束的，需要给主管或老板充分的自由度和授权。但是在充分保证短期奖励管理的金额、游戏规则等自由度的前提下，利用项目制管理的思路可以对每次短期奖励行为给予一个规范的管理框架，面向员工也可以做到"师出有名"。

口腔门诊的项目制大致可以有市场活动类的项目及内运营改善类的项目。这两类项目基本可覆盖口腔门诊可能遇到的各种临时性或突发性的情况。根据项目制管理的原则，可以由项目领导人对相关团队成员发起介绍项目目标和项目工作计划的任务分工安排，同时也可以在项目内明确短期奖励的规则方式。在项目结束时，由项目领导人进行短期奖励的总结和奖金发放。

利用项目制的管理方式，可以将主管或老板发起的短期奖励的想法授权给项目领导人来负责实施。当然，短期奖励行为可以采取项目制的管理方式进行，但不是所有的项目都存在短期奖励的行为。

5.4 员工股权激励设计

股权激励和现金激励是企业常用的两种激励方式。它们各自有其优缺点。股权激励相对于现金激励更能够激发员工的积极性和创造力。因为股权激励可以让员工分享公司的成长和收益，增强员工的归属感和责任感，从而更加努力地为公司做出贡献。而现金激励只是单纯地提高员工的薪资水平，对于员工的激励作用相对较小。股权激励相对于现金激励来说，更适合于核心管理层和高级职员等长期稳定的激励对象。因为股权激励需要员工长期持有股票才能够实现激励效果，适合于长期稳定的激励对象。而现金激励则更适合于一般员工等短期激励对象，因为现金激励可以直接提高员工的薪酬水平，更容易激发员工的积极性。

口腔门诊中的薪资评价体系及短期奖励形式都属于短期性的现金激励行为，是需要口腔门诊在月度或年度以发薪的形式给予员工的。而对应于现金激励的是股权激励，是可以让员工长期分享口腔门诊成长收益成果的。股权激励是一种长期收益的激励体系，是在口腔门诊的员工奖励激励体系设计中很重要的环节。

在口腔行业发展的当下，可以说现在行业中门诊的股权激励设计存在着巨大缺陷，很多口腔门诊在进行扩店、连锁扩张、创始人退休、核心成员退出时会产生各种各样的股权纠纷。口腔行业的发展还有待成熟，股权设计还缺乏专门针对口腔门诊的设计方案。本书中对于口腔门诊的股权设计也仅能做有限的讨论，读者应该以批判的眼光来进行阅读。

5.4.1 谁该拥有门诊持股权

员工的股权激励方案，首先要回答的是门诊的股权分配方案。谁该拥有门诊的持股权？口腔门诊作为公司经营的一种形式，股权首先对应的是所有权，也就是说这家口腔门诊是谁的？能够对口腔门诊的生死存亡起决定性作用的人，就是这家门诊所有者，门诊的股权就应该分配给谁。在当下的口腔行业中，门诊股权一般会向三类人群分配：医生、投资人和非医生骨干。

在讨论口腔门诊股权分配的问题之前，我们需要提前明确一下，股权分配不能等同于利益分配，股权的分配意味着风险的共担和收益的共享。所以分股权，在门诊发展前期更多的是风险的共担，在门诊处于中后期营利能力稳定后才可能有收益的分享。

　　医生是门诊股权分配的首要对象。大多数口腔门诊的创始人就是医生，医生自建口腔门诊成为门诊的唯一股东。这种情况在行业内还是一种普遍的现象。当然，在创始医生是唯一股东的情况下，口腔门诊更类似于个体户的存在，而没有公司经营的持续增长的属性，在这种情况下，所谓的股权其实也并没有什么价值。当门诊的创始医生可以培养新的年轻医生，并持续不断导流获客以使门诊业绩不断增长时，口腔门诊的股权就获得了增值，也有了进行其他分配的可能性。在口腔门诊的发展过程中，医生也是股权进行二次分配的主要对象，这一点与口腔门诊的业务组织形式相关，也与医生资源的稀缺性相关。在当下的口腔行业中，单医生持有门诊股份或几名医生合伙共同持有门诊股份是常见的现象。

　　有些口腔门诊在发展的道路上选择融资扩张，吸引投资人进入，助力门诊的发展。从投资人的视角来看，资本可以选择在公司成长的不同阶段注入，以期获得公司估值增长之后的股权增值收益。所以拥有资本注入的口腔门诊，对门诊整体估值的增长预期就较高。当下口腔门诊的投资热潮已经过去，大家都在冷静地审视纯投资人股东的价值。当然公司的成长一定需要资本的助力，在行业后续的良性发展中会找到合适的投资人股权比例。

　　还有一些非医生骨干，主要是门诊管理层，也会持有门诊股份。因为这些非医生骨干对于门诊的内运营和外营销可以起重要的支撑作用。在口腔行业竞争日益激烈的当下，内运营和外营销的非医生骨干的价值会越来越大。也就是说，如果在内运营和外营销上缺少这些骨干，门诊的经营会面临生死存亡的考验，只有医生的技术不足以支撑门诊的良性经营。

5.4.2 用发展的眼光设计股权激励

口腔门诊的股权分配需要结合口腔门诊的成长方向一起考虑，否则谈股权就没有价值，是空中楼阁。然而，在当下口腔行业的从业人员对门诊的估值概念十分模糊。大家对于股权更多的是看到门诊利润的分红，而不是门诊估值的增值。所谓值钱的公司不一定赚钱，赚钱的公司不一定值钱。口腔门诊拥有不错的利润，但是其作为公司的估值并不明显。公司的估值更多的是对未来成长的预估，口腔门诊在估值不清晰，没有很好估值标准的情况下，股权分配比例也很难优化合理的方案。当下口腔门诊股权分配往往是由于某些历史特定原因导致合伙人的股权比例既成事实，在门诊未来估值增长不清晰的情况下，股权的二次分配和比例调整也成了很难处理的事情。这就是口腔门诊行业当下所遇到的问题。

可以说，要让股权分配真正具有激励属性，需要让口腔门诊真正成长而做到公司价值的增值。民营口腔机构作为营利性的企业实体，增长和发展是企业的目标。在口腔门诊发展的前提下，做动态股权激励方案，是门诊发展的合适道路。

案例

JJ 口腔门诊，起初是由医生创始人独立创办的口腔门诊，最早期时就是一台牙椅的"个体户"门诊。经过十余年的发展，门诊已经扩张到拥有两家门诊部，医生近十人，年营业收入近 800 万的规模。为了让门诊进一步发展，创始人想新开一家口腔医院，但是扩张时遇到了股权的困境。原因是当初为了能"绑定"医生，不让医生离职或自立门户开门诊，在开第二家门诊时做了一次股权二次分配：让几名优秀的医生骨干以建门诊的初始投资额投资入股，并参与两个门诊作为整体的利益分配，并且约定主动提出退股的一方需要承担 100 万的违约金惩罚。

然而在 JJ 口腔想新开第三家门诊时，想吸纳新的优秀股东进入，但是原有的股东已经持有股份在两个门诊上，对于第三家门诊的股权分配就有两种方案：一种是独立分配，不与前两家门诊产生关联；另一种是三家门诊统一下整合进行股权分配。由于三家门诊的医生和客户资源将来会进行统一的调配，所以方案二是合适的分配办法，但是如何对已有股东进行价值估值就成了难点。而且创始人对于几名股东身份的医生的工作表现并不满意，想让他们退出，但在当时签股份协议时也没有明确规定股东的退出机制（因为创始人当时想的更多的是不让医生离职，并没有想过主动淘汰的问题）。

其实，JJ 口腔在没有扩店之前，团队股权结构是看不出有任何问题的，在口腔行业利润率高的情况，门诊的股权投资几乎没有什么风险，对于骨干医生释放的股权，更多的就是利益的释放。缺少了风险共担的股份分配，股东在吸纳时就缺少能力和价值的评估，在后续发展过程中就可能成为绊脚石。

第六章

口腔门诊内运营管理之支持和工具

　　口腔门诊的内运营管理，在明确了门诊期望发展的使命和目标，并按此目标将门诊团队搭建与之匹配的组织结构，而且进一步全面梳理各项工作的流程，最后也确立最底层的管理手段薪资评价体系之后，口腔门诊就可以正常开工运转。在口腔门诊的发展过程中，为了使门诊团队更良性地运转，就可选择一些外部资源来提供支持。例如，当门诊团队各岗位的技能出现短板，需要提升时，就可以选外部的培训资源来支持；当门诊的客流量与可承载的容量相比出现富余的空间时，就可以选择外部市场导流平台的资源提供支持；门诊的工作还处于传统的口头交接及纸质办公的低效方式时，就可以选择高效的信息化平台工具来提供支持。这些外部支持资源对于口腔门诊团队来说是锦上添花的助力，门诊团队可以根据自身的情况来选择合适的资源。在口腔门诊内运营管理的视角下，门诊团队所需要的支持工具资源，就是总部后台所需要建设的能力和输出的价值。

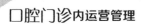
6.1 口腔门诊所需的培训资源支持

口腔门诊的各岗位员工均有技能不断提升的需求。医生需要不断学习新的口腔专业知识，即使是成熟的医生，也需要保持学习跟上口腔行业新设备新材料带来的技术的革新发展。助手也是有很强专业技能要求的岗位，综合治疗的四手配合、正畸治疗的口内操作、种植手术的专业配台、儿牙治疗的行为引导等，这些都是口腔助手需要不断学习提升的能力。客服岗的学习提升主要集中在客户接待的礼仪、话术、跟进及成交策略等。每个岗位的能力提升除了自身的努力外，接受培训资源的支持会让能力提升得更快。口腔门诊在选择培训资源时，可以有"走出去"的外训和"引进来"的内训两种方式选择，管理者在实操中需要注意一些管理环节，以确保培训的效果。

6.1.1 "走出去"的外训

在培训工作的实践中，多数场景是选送员工外出参加行业内的各类培训课程。这些培训课程多数是需要收费的。当下行业中针对医生正畸、种植或修复的技术类课程以及针对咨询师谈单的销售类课程最为丰富。因为这类培训都是针对个体能力的提升，学成之后回来应用于口腔门诊的客户接待中，对业绩的增长促进作用也最明显，所以这类课程虽然收费较高，但依然学员众多。对于助手配台能力提升的外部培训资源不太多，有一些专门针对正畸助手操作技能提升的课程已经出现。"走出去"的外训资源，一般适合于个体技能的学习提升的项目，不因门诊场景不同而导致"学无所用"。在信息化发达的当下，网课热度不减，可以进行网络授课的培训学习内容也基本同上。

对于这类"走出去"培训课程，门诊管理者往往比较头疼的事情是派谁去。有的门诊为了解决这个矛盾，干脆实行"自掏腰包"的办法来保持所谓的公平。但是这样的办法可能会打击员工的积极性，达不到培训的效果。

对于培训制度的设计，可以在门诊中根据员工的级别或岗位等因素设立不同的年度培训基金。员工可以自主选择想要参与的外部培训课程，并在培训基金额度内报销培训费用。同时，在员工"学成归来"后，需要对内部员工进行转培训。根据费曼学习的原则，自己当老师再讲一遍，能更让自己对所学的知识完成吸收。转培训的办法，既可以确保推选的参与外训的员工全身心的听课保证培训效果，又能让内部没有参与外训的员工听到转培训的内容，分享到外训的要点。这样的培训制度可以保持员工的培训积极性，同时也保证了培训的效果。

6.1.2 "引进来"的内训

对于需要根据门诊实际场景做员工互动式的培训，可以选择"引进来"的方式进行。这类到店培训一般是客服类的礼仪、话术或接待流程的培训。一些助手四手或六手操作的培训也可以选择内训的方式进行。还有一些是管理层领导力提升的内训课程，在口腔门诊的环境下做很多情景式的互动，效果不错。当下市场上可供选择的内训资源并不多，但是口腔门诊还是需要根据自身的情况选择必要的"引进来"的内训方式进行培训。

连锁集团的总部就是门诊可以选择的培训资源。"引进来"的方式给总部设计培训方式时提了个醒，适合做到店培训的这类内容，不能仅给一个标准规范然后就要求门诊照做，因为培训不能够结合现场的实际情况的话，工作是无法实际执行的。所以"引进来"的内训方式，既有利于更多员工参与培训，也能让外部培训资源深入门诊现场，个性化地制定执行策略。

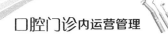

6.2 口腔门诊所需的市场导流支持

口腔门诊的初诊客户流量需要重点建设自己的私域流量。但是公域市场导流的初诊客户也是口腔门诊客户量的有效补充。当自身门诊的接诊容量还不饱和时，可以选择外部市场导流平台的支持进行初诊客户的补充。其实，对于口腔门诊临床团队来说，总部后台也是可以选择的支持资源之一。口腔门诊内运营管理在选择市场导流支持时，需要首先了解线上及线下市场导流的特点，以便选择适合自身门诊情况的导流方式。

6.2.1 新媒体平台涌现下的线上市场流量平台

在各类新媒体平台涌现的当下，很多潜在的口腔消费客户会主动至各类线上平台获取口腔医疗的资讯。所以线上平台存在很大的口腔客户导流的潜力。我们首先对比分析一下各类线上平台的特点和口腔潜在客户的属性。

各类线上平台大致有以下几种类型：微博，微信（朋友圈），抖音、小红书等新媒体，美团点评、阿里健康等电商，知乎、丁香医生、好大夫等线上问询，百度、今日头条等门户网站等。这些平台的流量特点列于表6—1中。不同的平台有着不同的属性，当然在众多线上平台中，微信平台仍然是客户直接有效导流的主要平台。利用微信做好社群运营，能够建立潜在客户与医生沟通的直接通道，是直接获客导流的最有效方式。

表6—1 线上平台流量特点

线上平台	流量特点
微博	☆ 公域流量、受众群体广 ☆ 医生个人品牌塑造 ☆ 丰富的内容产出：科普视频或文章、工作现场、学习、团建、微 ☆ 诊室 ☆ 在线互动答疑 ☆ "大V"的先发优势明显，粉丝积累愈发艰难
微信（朋友圈）	☆ 当前社交主流平台、私域流量 ☆ 便于做社群运营，拉新裂变形式多样 ☆ 与客户互动交流形式多样，可公开（朋友圈、微信群）、可私密 ☆ （好友私聊） ☆ 腾讯主导向企业微信迁移，个人号有封号风险 ☆ 机构对微信内交流不易监管，不良信息扩散难受控
抖音/小红书等新媒体	☆ 公域流量，新媒体平台，正在抢夺微信流量 ☆ 小红书偏年轻女性群体，抖音进行"千人千面"的定向内容推送 ☆ 玩法多样，需符合平台规则 ☆ 内容产出较费力，需要有团队配合 ☆ 医疗适用面较窄，医美、牙齿矫正、减肥等与美学相关的内容较 ☆ 适合
美团点评/阿里健康等电商	☆ 公域流量，在线购物平台，展示宣传与下单消费并行 ☆ 存在一定的咨询流量 ☆ 医疗适用面较窄，仅洁牙或儿牙涂氟等生活类"快消品"搜索量 ☆ 较大
知乎/丁香医生/好大夫等线上问询	☆ 公域流量，在线问诊平台，医疗关联度很高 ☆ 咨询量较大，便于塑造医生个人品牌 ☆ 医疗问题范围广，口腔转化困难
百度/今日头条等门户网站	☆ 公域流量，百度、今日头条等竞价排名或信息流广告 ☆ 获客成本高，转化困难

对于口腔门诊利用外部平台获客而言，低价高频的口腔项目（如洁牙或儿牙涂氟等）在美团点评上的流量显著增大；对于年轻女性的牙齿矫正或美学修

复的咨询量在小红书这样的平台上有着巨大的流量；对于种植客户的信息获取，在百度或今日头条上搜索或信息流表单仍然有可观的流量，老年潜在客户群体的抖音信息流表单也有着一定的流量。

当然分析过这些线上平台的客户导流潜力之后，还需要建立口腔门诊与市场平台的衔接机制，无论这个市场平台是外部的资源还是总部向门诊提供的资源。一般说来，门诊团队线下需要有专人配合线上平台的宣传以及负责对接导流客户的进店接待。

6.2.2 线上线下相结合进行导流的要点

向口腔门诊进行市场活动导流，线下活动也是很有效且重要的方式。常见的线下活动形式有医疗体验（如口腔 3D 扫描）、义诊或科普讲座、老客户答谢、优惠送礼、集团客户专场活动等。

线上和线下的方式需要相互结合，以求实现最优的导流效果。从线上到线下，就是将潜在客户吸引参与活动并引流到店，以便建立与医生的联系。从线下到线上，就是将好的内容进行扩散，形成粉丝裂变，扩大影响力。

线上和线下相结合进行导流，需要注意一些相互衔接的要点。从线上到线下引流时，需要设计引流到店的"扣子"（线上分享的故事中有关键的精采环节需要至线下到店来获取），比如赠送到店礼品、邀请进店做医疗体验等，否则客户在主诉不很强烈时缺少到店动力；注意积累同类客户，如同班同学或单位同事等，潜在客户有认识的朋友已经在该门诊就诊，就会增添一分进店的信心；老客户做"引子"，就是由老客户直接邀请潜在新客一同参与活动。从线下过渡到线上平台进行内容扩散时，需要注意设计转发扩散的"诱饵"，比如拍照背景墙、个性化的纪念品等，刺激客户打卡拍照转发朋友圈的欲望；注意引导群体扩散的时机，比如设计同时点亮朋友圈、做定期的线上打卡等，集中更多的内容集中扩散以形成小的流量爆发；注意与潜在新客户互动，在线上有效扩散之后，客户人员在可触达的情况下与潜水的客户以点赞或私信的方式进行互动，提前建立联系，以便下一次活动时从线上引流至线下（表6—2）。

表6—2　线上线下相互衔接的关键点

从线上到线下引流	从线下到线上扩散
设计到店的"扣子" （到店礼品、到店体验等）	设计转发扩散的"引子" （背景墙、个性化纪念品等）
注意积累同类客户 （同班同学、单位同事等）	注意引导群体扩散的时机 （同时点亮朋友圈、定期线上打卡等）
老客户做"引子" （老带新一同参与）	与潜大新客户互动 （以点赞、私信等方式跟进潜在新客户）

市场营销是一项需要"与时俱进"创新型工作。在不断研究各平台规则的情况下，根据客户行为的变化，紧密捕捉热点信息，紧跟时代潮流，才能不断吸引客户关注，最终转化为口腔门诊的客户流量。可以说，没有一成不变的玩法套路，在市场导流方面，墨守成规、生搬硬套是不行的。

案例

WJ口腔医院，为了解决正畸客户流量不足的问题，设计并实施了一次正畸客户导流的"圆梦计划"市场活动。整个活动分为线上社群拉新、线下返现成交、线上裂变扩散三个阶段。"圆梦计划"市场活动的主题是为想做牙齿矫正但经济情况不是很好的客户群体提供一笔圆梦基金，圆梦人只需要定期打卡分享自己在牙齿矫正过程的感觉体验，并在朋友圈或小红书等平台分享扩散出去，就可以获得这笔圆梦基金，用来抵扣部分治疗费。在实施活动时，为了吸引更多的潜在客户关注到"圆梦计划"活动并参与进来，提前设计了线上社群的拉新活动，具体玩法操作见图6—1。圆梦人到店后参与矫正圆梦计划，定期线上打卡，又形成了二次扩散，最终 WJ 口腔医院的客户量快速累积。

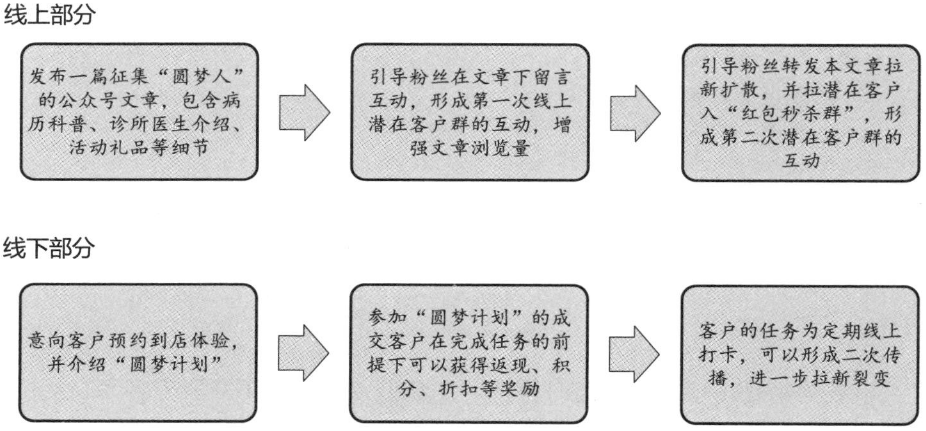

线上部分

| 发布一篇征集"圆梦人"的公众号文章，包含病历科普、诊所医生介绍、活动礼品等细节 | ⇒ | 引导粉丝在文章下留言互动，形成第一次线上潜在客户群的互动，增强文章浏览量 | ⇒ | 引导粉丝转发本文章拉新扩散，并拉潜在客户入"红包秒杀群"，形成第二次潜在客户群的互动 |

线下部分

| 意向客户预约到店体验，并介绍"圆梦计划" | ⇒ | 参加"圆梦计划"的成交客户在完成任务的前提下可以获得返现、积分、折扣等奖励 | ⇒ | 客户的任务为定期线上打卡，可以形成二次传播，进一步拉新裂变 |

图6—1　正畸"圆梦计划"活动流程拆解

6.3 口腔门诊所需的信息化系统工具支持

在当下的社会中，移动互联网、人工智能、物联网等科技革命下的事物，人们已经是非常熟悉了。像出门不带钱包、上午下单下午到货、刷脸坐飞机、随时随地远程视频通话等，这些场景已经改变着人们的日常生活。各行各业都在进行着信息化、数字化、智能化的变革，无人驾驶、无人酒店、无人超市等已经成为现实。甚至有些人戏称，未来所有岗位都会被机器人所取代，人类只有程序员这一种职业可以选择。不过，毫无疑问，信息化工具正在高效地为各行各业提供着便利的支持和服务。口腔医疗也正受信息化浪潮的影响，口腔门诊需要积极拥抱这样的变化，让信息化工具"为我服务"。本节中讨论的信息化工具的应用主要着眼于非医疗的门诊内运营管理，对于医疗诊疗技术的革新暂不涉及。

6.3.1 口腔门诊信息化系统工具的类型及未来发展机会点

口腔门诊内运营管理中存在着大量的复杂且非标准化的信息流，这些信息流因医生而异、因医生客户类型而异、因门诊团队组织结构而异、因开展的医疗项目而异。诚然，即使在信息化水平发达的今天，仍然有不少口腔门诊采用最原始的口头交接或书写小纸条的方式来进行信息传递。口腔行业内运营管理的信息化改造之路任重而道远。

现在口腔行业中已经被广泛使用的信息化工具是基于 SAAS 平台的口腔门诊客户管理信息系统，如 e 看牙、牙医管家、轻松牙医等。这类系统的主要功能就是对口腔门诊的客户信息做全流程的登记和梳理，包括了客户基本信息登记、预约、挂号、收费、电子病历、影像资料、随访跟进等各种功能，同时这类平台集成了公众号、小程序、企业微信等的对接，使客户信息查询在多个平台可以无缝衔接和流转，大大提高了门诊管理的工作效率。由于客户在门诊就诊的各类数据源已经录入这类系统中，系统就可以提供丰富的门诊运营数据报表，供门诊管理者进行分析。可以说，一套专业的口腔门诊客户管理信息系统，已经成了做口腔门诊内运营管理的必备工具。

针对口腔门诊各类耗材出入库管理的困难，行业中也出现了一些口腔门诊库房管理软件，如 e 看牙、佳沃斯等。这些软件支持对于口腔耗材的信息做准确编辑，包括命名、型号、规格、包装尺寸、厂商货源、有效期等信息。在货品的入库、出库、库存状态、库存盘点、库存调拨等都具有丰富的功能。有些系统工具还支持对医生使用库房耗材的实时统计，一键生成材料费的成本金额。同时，面对口腔耗材命名非标准化的问题，有的系统全方位地将市场上已有的所有口腔耗材纳入汇编，以便行业内统一命名。由于关于耗材物流的各类数据源已经录入这类系统中，系统就可以提供丰富的库房管理报表，供门诊管理者进行分析。有了这样的库存信息管理工具，口腔门诊的小库房就可以高效的管理。

对于门诊团队的内部办公协作方面，可以选择适合中小企业的 OA 办公自动化工具，如钉钉、飞书、企业微信等。这些系统工具提供了企业内部办公常用的管理工具，如入离职、审批、共享表单、云盘存储等。同时这类平台还提供第三方接口，可以把自行开发的一些工具引入为公司内部使用。很多上千人的公司也在使用这样的平台做内部管理，对于口腔门诊这样小规模的团队，这类工具的功能足以满足工作中各类需求。

与客户沟通的社交软件工具，现在口腔门诊还是主要依赖微信平台。在微信平台上，口腔门诊可以选择与客户进行触达的方式，微信好友私信、客户群内沟通、朋友圈互动、公众号信息推送、小程序信息浏览等。另外，口腔门诊需要考虑使用个人微信还是企业微信的平台与客户建立联系，两者的使用各有利弊。当然，随着大家社交方式的转型，门诊与客户沟通的平台也会发生变化。这一点，需要门诊的管理紧跟环境变化，与时俱进。

对于口腔门诊设计一些营销类的玩法，也有专业的营销平台可供选择，例如，有赞、微盟等。这些平台中会内嵌很多积分、抽奖、红包、团购等营销的玩法工具，口腔门诊可以利用这种线上平台工具与潜在的客户进行互动并引流。

还有一些针对特殊项目的小工具，比如做定期牙套提醒或做刷牙打卡的互动游戏等，可以选择一些小程序工具来实现。

总之，对于口腔门诊来说，除了口头交接和纸质媒介之外，可以有比较丰富的信息化系统工具可供选择。不过在实际的门诊管理工作中，这类系统工具的上线使用的障碍是门诊管理者以及员工对系统功能的适应较慢，工具本身提供了丰富且强大的功能，但门诊现场可落地实施的却很少。这一方面说明门诊管理层对工具的理解水平需提升，另一方面也说明，系统工具需要有效结合门诊现场的实际情况来做适合的功能开发。

由于口腔行业的市场容量有限，专门针对口腔门诊管理的信息化工具还不够丰富。从未来口腔行业发展的方向来看，专业化的口腔门诊内运营管理系统是值得做创新性的产品开发的。这样的系统应该是集成内部办公自动化（OA）、各资源协调管理（ERP）和物流管理（SCM）的内部管理系统平台，可以与门诊客户管理系统（CRM）和外部社交工具平台进行对接。鉴于口腔门诊内运营管理个性化属性，这个平台还需要借 AI 人工智能算法进行自我迭代优化，因为 AI 的出现可以用标准化的算法后台来统一对非标的事物进行处理和解决。期待信息化技术进一步发展之后，可以有更好的工具来赋能口腔门诊。

6.3.2 信息化工具升级口腔门诊内运营的管理手段

信息化工具的使用上线，除了大大提升了口腔门诊内运营管理的工作效率外，还有一个重要的效用就是给门诊管理者提供了新的管理手段，也就是说将管理方式升级。

最基础的管理手段升级是可以实时查看门诊运营报表的。以前，在传统的工具下，门诊运行情况的各类数据报表需要经人工统计后才可以得出，数据统计工作费时费力，而且报表查看具有滞后性，即使看到管理工作有问题，也可能已经过时。而且，对于多数门诊管理者来说，自己主动提出需求想看哪些运营数据就是一件很难的事情，有些数据（比如转诊人数），当发现有问题时，已经无法获取相应时间段的历史数据了。但是当上线了门诊客户管理系统之后，很多信息都是实时录入，实时统计，实时更新的。管理者在后台直接看到实时的数据报表，这就改变了门诊管理者的管理工作方式。以前是发现现场问题之后才去找数据印证，现在是观察数据本身，可以提前预判潜在的问题，以防止问题演变得更严重。这一点就类似于寄送快递，在以前邮局寄送包裹的年代，包裹寄出之后，客户是无法得知中间物流状态的，只有当对方没有收到包裹后才进行反查工作。但是现代物流信息节点非常丰富，打包、发货、配送、到仓等一系列节点都可以看到，那么客户的管理工作也变得可以根据物流状态来匹配和调整自己的其他工作计划，让整体工作变得有计划有节奏。

管理手段升级的另一种表现形式就是对门诊管理流程优化有了新的调节工具。比如，对于门诊日常早晚会的管理，就可以利用钉钉这样的系统平台，设计日志模板来统一规范开会时的讨论事项。当门诊的早晚会的讨论事项需要不断优化时，为保证团队执行的行动一致，避免口头交接时的信息漏斗效应，设置日志模板后，由于门诊团队每天都需要利用日志模板来做早晚会工作汇报，只需要在后台调整模板的内容设置，就可以快速地让员工调整工作流程，而不需要一遍一遍地强调规则。

管理手段升级的第三种表现形式是对员工的岗位职责分工有了新的办法。通过对各类系统平台分别做权限设置，就可以有效地区分不同员工的岗位差异。这对于下级管理层的授权意义尤其重大。在门诊管理中，传统的思路是需要对管理层进行任命，给予一定头衔。但是这样的做法往往很难，因为普通员工在没有上任管理岗之前，一定会有不太胜任的不足表现，而员工对于任命头衔也更多的是恐惧和紧张。但在信息系统的权限设置下，就可以开放某些工作权限令其操作，这本身就是在承担某一管理工作了。比如，想提拔某员工做护士长，希望把各诊室领货的流程梳理一下。在信息系统的助力下，其实可以先开放各诊室领货的表单编辑权限给这名员工，就已经可以行使其护士长的职责进行领货流程的梳理了。

　　管理手段升级其实对管理者是一种考验。传统的管理者是需要不断地发指令来进行管理工作的，而在各类信息化系统工具的助力下，控制好系统后台就是管理者很重要的管理手段。然而，不幸的是，在当下很多口腔门诊上线了各类信息化系统之后，对于系统后台的管理仍无人问津，或者是仅仅交给一员普通的 IT 人员来负责调试门诊所需要的某项功能，门诊管理者依然是按照传统的方式在做管理。这样就有可能出现由于管理者对信息化系统的设置不了解，而误解员工的某些工作行为。信息化工具升级了口腔门诊内运营的管理手段，管理者要利用信息化工具来做管理，而不要被信息化工具所管住。

第七章

口腔门诊内运营管理之管理领导力

　　口腔门诊管理是一个很大的概念范畴，它包括了口腔门诊需要建设的三大核心能力——医疗能力、外营销能力和内运营能力——和所有管理事务。而内运营管理又是其他各类管理工作的基础，是一个企业需要重点修炼的内功。内运营管理离不开对人的管理，管人是一项非常复杂且劳心劳力的管理工作，没有明确的标准和答案，没有可以照搬的可复制的方法，但是，也许这正是管理工作的魅力所在。管人的工作需要在做好人才团队盘点工作的基础上，充分发挥管理者的"带人艺术"，当然也需要不断地提升全体员工的领导力（leadership）。管理工作也需要不断增强理事的能力，而分析可以反映事实情况的数据，就是理事工作最需要建设的核心能力。口腔门诊的内运营管理有着自身的周期性，在变革管理期对管理者的能力要求最高，而变革管理是否能做好就决定着稳态管理期是否可以保证持久。有人说口腔行业最稀缺的是优秀的医生资源，此话不假，然而可能口腔行更稀缺的是拥有科学管理领导力的懂医疗的门诊管理者。目前，口腔行业整体职业化程度都不够高，培养门诊管理者和提升员工领导力的工作任重而道远。

7.1 口腔门诊管理的管理结构

口腔门诊典型的团队人数为 10~30 人，在这样的一种小团队中，管理的层级结构不宜过多，但是也不能没有。口腔门诊中根据业务属性已经天然的形成一些内部的组织形态，如医生科室小团队或客服助手小团队等，这就使得从口腔门诊管理结构来看，比较清晰地划分了需要统筹负责的层级结构。在本节中，我们审视一下口腔门诊各项管理工作的管理者，分析讨论门诊内部的日常工作管理者、门诊内部的项目制下的临时管理者以及门诊外部提供管理赋能的平台。

7.1.1 日常管理工作的金字塔结构

口腔门诊的业务形态很特殊，门诊不大，人数不多，但却"麻雀虽小，五脏俱全"。

它像一个工厂似的，每天需要进原材料（接待客户）、上线生产（椅旁操作）、辅料循环（器械消毒）、成品销售（客户收费）、下预订单（客户预约）、质量跟踪（客户回访）等。但是口腔门诊比工厂还复杂，因为门诊每天同时开设了不同产线不同批次的生产任务，所以口腔门诊管理结构比工厂的复杂且难。

它也像一个餐厅似的，每天需要布置场地（开闭诊流程）、准备食材（准备牙模）、大厨烹饪（医生操作）、点单上菜（现场接诊）等。但是口腔门诊比餐厅还复杂，因为门诊每天开门时间段连续"营业"不休息，"翻台"效率很高，"菜品"种类需个性化定制，所以口腔门诊管理结构比餐厅的复杂且难。

它还像一个学校似的，每天需要安排不同的课程（诊疗项目）、设置课程表（预约排班）、对学生的成绩负责（对医疗结果负责）等。因为每个客户都是一对一的"小班制"，每个客户都有一个全程维护的团队在负责整体治疗效果，所以口腔门诊的管理结构比学校复杂且难。

做了一圈口腔门诊管理结构和其他行业的对比，虽然其中的工作不能完全画等号，但是我们可以体会到其实口腔门诊管理结构并不是一项简单的工作。

其实，口腔门诊的日常管理结构，一般可以用金字塔模型来描述（图7—1）。一线员工是金字塔的底座，是完成各项临床任务的最基本的力量，他们的工作就是要在中层骨干的要求下执行照做；往上一个层次就是中层骨干，他们是口腔门诊的中坚力量，一般由各岗位的管理者和医生组成，他们起承上启下的作用，是为一线员工做具体战术方案的制定者；金字塔尖上一般就是有限的一个或几个人，往往就是门诊老板或者高管层，他们首先不应该做的事情就是直接指挥一线员工的具体工作，其次一定需要做到的就是给中层骨干以战略方向的引导。

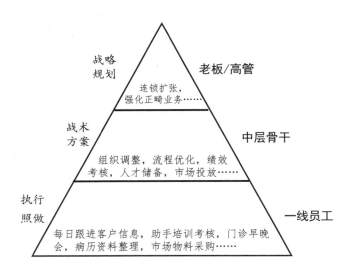

图 7—1　口腔门诊金字塔管理结构

　　这样的金字塔管理结构理解起来很容易，但是实践起来却很难。现实的情况往往是老板操着中层的心、中层干着员工的活儿。比如口腔门诊想搞一个周年庆，主要由前台小伙伴负责设计安排整个活动，包括店内的布置、营销方案的设计、客户的邀约等。在活动过程，老板会亲自进行看设计的海报、比较购买礼品的价格、看场地现场布置等工作，这样的办法不能说有错，只能说，如果老板本人由于时间精力的倾斜而无暇思考门诊现阶段的战略重点工作的话，可能就会得不偿失，因为也许活动方案中，最重要的是营销方案的设计。而且具体的战术性的给一线员工的工作安排的任务也可以交给中层骨干，他们的存在感也可以得到体现。

　　有人会说，口腔门诊的管理结构不需要那么多层级，应该扁平化管理。此话不错，管理的扁平化意味着管理指令的发出不需要经过多级审批。所以在金字塔管理结构中，中层骨干就是日常管理指令的唯一出口，门诊一线员工只需要听中层骨干的指令就好。所以可以理解中层骨干的组成是门诊管理者和医生，门诊管理者，如门诊经理、护士长等，他们对负责的小团队有管理职权；医生也是中层骨干，医生小团队中的其他成员都是在医生发指令要求下完成各项工作任务的。这些中层骨干就是门诊日常运行的各类细节指令的发出方，此为"启下"。当然他们也需要在老板或高层的方向指引下，来做出合适的指令。方向指引是什么意思？这就是现阶段的重点。比如，在暑期牙齿矫正高峰季，战略方向就是正畸初诊优先，那么中层骨干需要给出的具体战术指令就有可能是正畸医生排班每日最少一人，前台核对正畸初诊是否漏约，现场安排多预留诊室以备正畸取资料等。中层在战略方向的指引下制定合适管理指令并对工作进展做反馈，此为"承上"。

其实，口腔门诊管理金字塔管理结构中，对老板或高管的考验最大。因为如果老板给不出战略重点，中层的管理指令就无从参照，中层骨干给一线员工下发的战术指令就有可能比较松散，不够聚焦，甚至发生前后矛盾的情况，那么员工就会感到无所适从，很多具体的工作都会做不到位。那么，什么才是老板需要给的战略重点方向呢？这里我们用重要紧急四象限来进行说明（图7—2）。老板需要指出的战略重点方向，就是处于"重要但不紧急"象限中的工作任务。是否紧急的标准是时间，而是否重要的标准却不好掌握，是否重要一定需要和门诊的使命目标相关联。也就是说，老板在判断是否重要这一命题时，会不自主地将自己的视野拉高至全局的高度，不断思考某一工作任务是否可以支撑门诊达成某项目标。优先处理重要但不紧急的事情，意思就是在充足的时间尺度下，有序地按计划步骤完成和门诊发展目标最相关的工作任务，这样才能在老板的战略牵引下，使门诊一步一步地向前发展。试想一下，在之前那个门诊周年庆的案例中，如果老板发现网上平台挂售的低价洁牙卡的销量不高，我们应该如何从战略的角度评价呢？抑或是洁牙卡的销量很高，我们又应该如何从战略的角度评价呢？

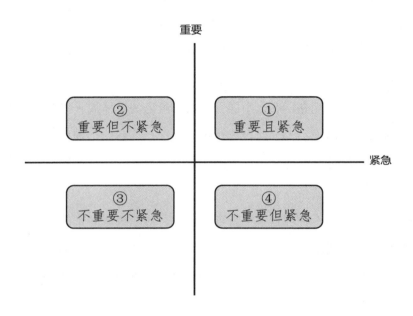

图 7—2　重要紧急四象限

在口腔门诊管理的金字塔的另一个表现形式，就是管理会议的层级结构。一般来说，口腔门诊的管理会议，可以有以下三种层级结构（表 7—1）。当然每个门诊需要根据自身的情况来制定会议的规模（可以分部门或分医生小团队）和开会的频率（一般以月度为单位比较合适）。

表 7—1　三种层级结构

管理会议层级	参会人员	会议主题
高层会	高管团队	门诊近期战略重点方向，结合中层反馈的各项工作任务以及各类数据报表的信息，制定"重要但不紧急"的工作任务方向
中层会	高管成员与中层骨干	中层向高层反馈各项工作任务进度，听取高层给出的战略重点方向，一起制定具体的战术工作任务
门诊例会	中层骨干与门诊一线员工	员工向中层反馈各项工作任务进度，中层布置具体的战术工作任务，并一起讨论研究工作难点的对策

根据口腔门诊管理金字塔管理结构，对于老板或高管来说，站位要足够高，要跳出表象看本质，要眼光长远思考未来。

7.1.2 项目制下的临时管理者

项目制的组织方式是口腔门诊在日常工作运行组织形式之外的重要补充，而项目领导人也可以是门诊内的任何岗位角色的员工。所以，项目制下的临时管理者也是我们审视口腔门诊管理结构中的重要部分。

项目制下的临时管理者，仅负责本项目之内各项事务的统筹管理工作。项目制下的临时管理者，就是项目领导人（project leader）或者项目经理（project manager），整体的工作职责和工作方式需要符合项目管理的基本要求。但是对于口腔门诊项目类型来说，在项目管理的框架，其内容会相对简单。项目管理的工作内容涵盖项目的整个生命周期，包括项目启动、计划、执行、控制和结题等阶段（表7—2、图7—3）。

表7—2　项目管理的工作内容

项目阶段	管理内容
启动	创建项目团队和组织结构，明确团队成员的角色和责任； 定义项目管理流程和决策层级，确保有效的沟通和协作； 与利益相关者进行沟通和协商，确保项目的支持和合作
计划	确定项目目标和范围，明确项目需求和关键要素； 制定项目计划，包括时间安排、资源和预算等； 进行风险评估和管理，制定风险应对策略和计划
执行	分解项目任务，并分配给相应的团队成员； 监督和控制项目进度，及时解决问题和调整计划； 管理项目的结果，并进行相关的验证
控制	监测项目的进展，进行项目状态的反馈； 进行成本控制，监督资源使用情况； 管理项目的风险，并采取相应的风险应对措施
结题	确保项目交付的成果； 进行项目验收，并与利益相关者确认项目成果； 总结项目经验和教训，形成项目学习和知识管理

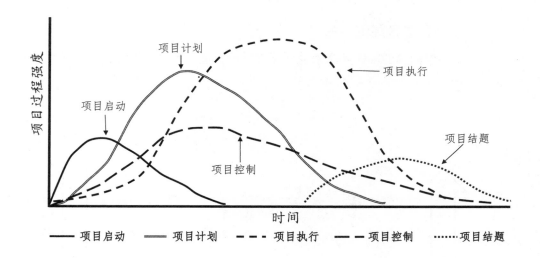

图7—3　项目管理生命周期图

　　除了上述核心管理工作内容，口腔门诊的项目管理工作还需要注意团队成员的沟通方式，有效激发团队成员的积极性，在计划时间内完成项目内的工作任务。

　　项目制下的临时管理者的角色，为培养潜在的门诊管理者提供了一条"实习"通道。在不进行任何管理头衔的任命之前，可以让潜在的门诊管理者候选人以带一个项目的方式在小范围内进入管理者的角色。如果候选人做项目管理比较成功，取得了好的成果，和团队小伙伴的关系也相处得不错，那么就可以进一步推进管理岗位的提拔；如果在项目中管理的工作做得不好，那么影响也仅限于项目的内容和周期之内，对门诊管理的其他工作没有影响，对于候选人来说，也让他清醒地认识到其管理能力的不足，可以在下一次项目管理中继续尝试。

7.1.3 外部管理赋能平台

对于口腔门诊的临床团队来说，还有一种管理资源可以借力，那就是在外部管理赋能的平台（图7—4）。

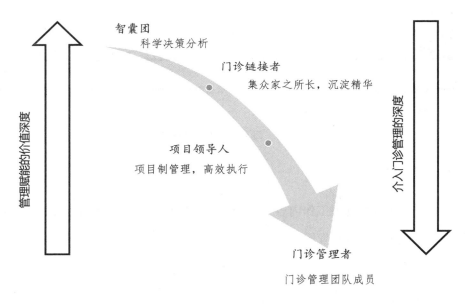

图 7—4　外部管理赋能平台的价值

在外部管理赋能平台向门诊提供管理输出的工作中，有四种角色可以扮演：

智囊团，通过宏观数据分析来监测门诊运营的状态，根据门诊的业务特色把握门诊发展大方向，对具体和门诊管理工作提供科学决策分析的指导。

门诊链接者，这样的管理赋能平台可以审视各个门诊管理案例，有成功的，也有失败的，总结经验教训的基础上，集众家之所长，沉淀精华，向目标门诊提供合适的案例指导，避免门诊走弯路。

项目领导人，项目制下的临时管理者可以是任何人，当然也可以是外部管理赋能平台派遣的专业的项目经理，他们可以负责执行影响范围较大，涉及岗位较多，门诊的预期成果的需要较明确的项目。

门诊管理者，作为 A 角，也是门诊管理团队的成员之一，可以做日常工作的沟通、协商、讨论等。

外部管理赋能平台在不同的角色下介入门诊管理的深度不一样，向门诊提供的管理赋能的价值深度也不一样。外部管理赋能平台需要保持与门诊通畅的沟通，也需要保持科学的决策分析头脑，多种角色于一身，门诊临床团队才可以"放心"地被赋能，没有顾虑地开展临床诊疗工作。反过来说，门诊临床团队也不需要强化自身去建设这种能力，向外部管理赋能平台进行借力就是最佳的双赢选择。

7.2 口腔门诊的人才管理

管理，就是管人理事。有一种说法，人是最难管理的，尤其医生更难管。其实，所谓的"难管"还是"好管"，更多的是从管理者的视角，好管的人无非就是听话而已。但是听话并不是管人的本质。我们需要把管人换个说法，叫作人才管理，可能可以更加贴切。管理者去做人才管理，应该换位思考，如何让人才在管理体系中发挥其价值，这可能才是需要达到的管理目的。

7.2.1 口腔门诊的人才团队盘点方法

口腔门诊的人才团队盘点，就是基于门诊业务方向的目标，看在团队现有组织结构下各岗位角色的员工能否相互配合相互协作。人才团队的盘点，不仅仅是人才的盘点，不能过多聚焦于人员本身的能力，而是要以看团队的整体实力来做宏观的盘点。

人才团队盘点的第一步就是在医生小团队的组织结构下，去清点人员的数量以及牙椅的数量。第二章中介绍了不同业务形态下的高效模式，以及建议的团队组成。每个门诊在实际运行中，先要获得现场实际情况的数据。比如，盘点儿牙科室的人才团队，看到的实际情况是，2名儿牙医生（1名全职儿牙，1名儿牙同时兼成人）、2名儿牙助手（均为全职儿牙科室）、1名前台（门诊公用），以及3台儿牙牙椅。

第二步是评估一下医生的业务能力及专业方向。这一点评估时，最好是由医疗部牵头进行，涉及医生学历、资历、临床操作能力、业务理解能力等。结合门诊业务发展的目标，来看现有团队中医生的能力现状是否匹配。比如，结合上面的例子，医生团队中，一名全职儿牙医生主做基础治疗和预防的各类工作，临床操作能力强；另一名医生主做早期矫正业务，正畸专业背景出身，临床技术也没有问题。

第三步是看现有团队中的"高潜"人才。这一步就是要看一下每个员工的个体能力及潜力。评估的角度就是观察包括医生在内的所有员工的从业经历、个人资源、工作态度、人际关系等。其实，对于口腔门诊的岗位来说，除了对医生岗有较强的专业能力（智商）要求之外，其他岗位员工的人才能力评估，更多的是看其情商潜力。比如，在上一个例子中，我们进行了每个个体的人才能力评价，一名全职儿牙医生的客户沟通能力强，另一名兼职早矫医生的客户沟通能力较弱，助手中有一名护士的亲和力极好，而且是有孩子的妈妈，和家长的共同话题较多。

第四步就是结合业务目标和现有资源配置，看人才缺口。人才的缺口可能是人数上的缺口，也可能是能力上的缺口。现有资源配置需要看门诊提供的牙椅等硬件资源，也需要合理估算需要接诊的潜在客源，根据这些资源的需求，来看现有人才团队的能力及容量。比如，在上面的例子中，门诊配置3台儿牙牙椅，以当下的接诊状态来看，已经出现儿牙基础治疗的客户预约排期需要推迟到2周后的情况，而早期矫正的潜在客户由于长期有效的跟进维护，转化率不高。在这种情况下，可以初步判断人才缺口是1名儿牙基础治疗的医生，及1名做儿牙客户长期跟进维护的客服（儿牙管家）。

第五步就是观察团队外的候选人才，是否可以从门诊大团队中调配合适能力的员工进入，做好门诊内部人才资源的整合工作。如果门诊内部没有合适的人选，或者基于其他业务团队的考虑无法调整，那就只能选择外招。比如，在上面的案例中，基于儿牙团队人才的缺口，可以选择将已是妈妈的高情商护士转岗做儿牙管家，然后从门诊其他团队中调配一名儿牙配诊技能还不错的护士进入团队。另一位儿牙基础治疗的医生则只能选择外招。

最后一步，就是审视人才团队的管理结构，哪个人是这个小团队的实际管理者，及其是否能胜任。这个小团队的管理岗，一般就属于金字塔管理模型结构中的承上启下的中层骨干，既需要观察其与员工的融合程度，也需要考虑其对上级管理层的业务方向领悟能力。比如，在上面的案例中，那名全职的儿牙医生，经观察，非常符合小团队管理者的要求，那么可以将其作为候选。实践中需要与候选人做充分沟通，看其是否愿意接任管理者岗位，如果愿意，则可以给予头衔任命，如果有顾虑，则可以通过带项目的方式进行铺垫和测试。

口腔门诊人才团队的盘点，也是组织结构调整的一种方式。或者说，在进行团队组织结构调整之前，也需要做一次人才团队的盘点工作。人才团队的盘点，也是管理者对人才管理很好的介入方式，避免直接陷入人是否听话的微观视角中。

7.2.2 管理层的带人艺术

管理层对于下属员工是需要引导和带领的。管理者的带人能力有很强的艺术性，虽然这样的能力有比较多的先天因素干预，但是后天的能力培养也是必不可少的。

首先，对个体人才的管理，一般的原则是选、育、用、留。"选育用留"是一个综合性的概念，主要指的是在人才管理领域中，通过科学合理的方法，选才、育才、用才和留才，以满足组织的需求和发展。以下是选育用留人才的一般原则和做法：

选才：根据组织的战略目标和发展需求制订人才需求计划，明确所需人才的性格特点、能力要求和背景条件。实施有效的招聘和评估方法，包括面试、测试、背景调查等，以确保选择符合组织要求且有潜力的人才。对于口腔门诊来说，门诊整体人数并不算多，选才就是要在招聘的源头进行把关，提高门诊管理层面试的能力。

育才：为员工提供全面的职业发展规划和培训机会，根据员工的能力、兴趣和发展目标，制订有针对性的培训计划。定期进行绩效评估，为员工提供及时的反馈和发展建议。口腔门诊的专业技能较多，所以门诊各岗位的培训能力就比较重要，不过这一点可以自建，也可以通过外部培训资源来补充。

用才：通过合理的薪酬和福利体系，激励员工的工作积极性和创造力。提供良好的工作环境和团队氛围，使员工能够充分发挥才能。提供晋升机会和发展空间，让员工感受到事业发展的机会和前景。合理用才是口腔门诊组织工作的难点，管理者需要将合适的人放在合适的位置上去。在口腔门诊的实际工作中，有大量通过组织调整，合理用人才之后，释放了门诊人才团队的潜能，最终促进门诊业绩增长的成功案例。这也说明，在管理者的带人技巧中，用才能力是需要管理者不断提升的能力。

留才：建立健全的员工关系和沟通机制，及时关注员工的需求和潜在问题。支持员工的工作、生活平衡，提供灵活的工作安排和福利待遇。提供员工发展和成长的机会，让员工感受到组织的关心和重视。口腔门诊需要为员工提供更大的发展空间，尤其是对于非医生员工，让门诊和员工共同成长，才能够有效留才。

其次，是管理层与员工的沟通策略。管理者与员工沟通一定是带着某种目标导向的，并不是员工之间的闲聊。管理者与员工沟通不畅时，往往是员工没有理解管理者给予的目标方案，或者是不支持管理者的目标方案。所以管理者应该有不同策略来向不同态度的员工进行沟通。根据员工对管理者目标方案的理解深度和对方案的支持态度，可以分为四种类型（图7—5）：

拉拉队长（Cheer leaders），管理者需要鼓励其尽可能释放自己的能力，带动团队一起投入到目标工作中。

天真的追随者（Naive Followers），管理者只需要进行通知，使其参与到目标任务的工作中来即可。

敌对者（Adversaries），这样的员工有独立的思考能力，但又不支持目标方案，所以管理者需要花比较多的精力与其进行沟通，努力劝服，获取相互的认同，达成一致。

愤世嫉俗者（Cynics），这样的员工往往是情绪主导，理解能力弱，管理者的整体沟通方向是弱化他对其他人的影响，避免将自己陷入大量无效沟通中。

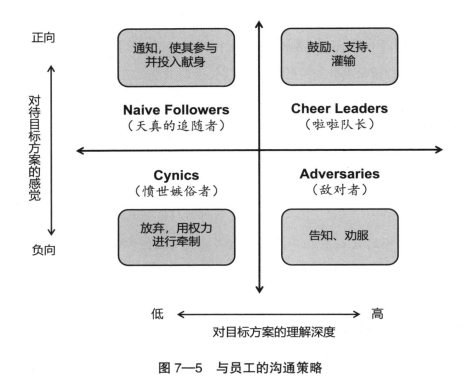

图7—5　与员工的沟通策略

　　还有一项带人艺术的关注点需要管理者三思而后行的，就是与员工的沟通技巧。这里没有明确是非对错的答案，只是需要管理者在与员工进行沟通前思考一下沟通的方式和途径。这一点其实和客服与客户进行沟通需要讲究一下技巧的道理是类似的。因为说出去的话，如泼出去的水，沟通欠考虑的话，很有可能使事情做不成，所以注意沟通技巧，对于管理者来说是十分重要的素质。

　　管理者与员工沟通可以参考 GROW 的话术模型。也就是说，管理者需要首先聚焦目标（goal），然后来和员工了解现状的情况（reality），之后管理者需要和员工一起探索可能的解决方案（options），最后管理者和员工进行沟通，强化员工的意愿（will）并开始行动。

管理者与员工沟通的时机也是需要讲究的，图7—6所列方式可以作为管理者与员工进行沟通的候选方式，想一想哪种方式最适合哪种场景：

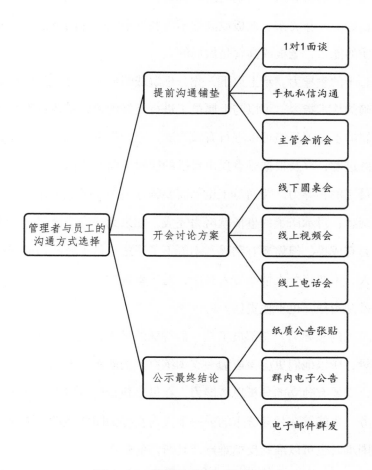

图7—6　管理者与员工沟通方式

7.2.3 领导力不是"领导"专属

领导力（leadership），其实这一名词的中文翻译并不准确，感觉似乎是领导的能力。然而在英文的语境中，领导力是每个员工都需要培养的能力。口腔门诊的人才管理中，对于每名员工的领导力的提升也是非常重要的工作。口腔门诊各类角色对领导力的要求也不一样。

老板或高管的领导力。宏观的战略视野，清晰的思维能力，充分的容错空间，以及良好的人脉关系。老板或高管不需要做一线具体的事情，但需要有看透事情本质的能力，老板或高管是做局的人。

中层骨干的领导力。承上启下，充分理解战略方向，可以运用科学的方法学制定明确的战术指令；可以与下属员工进行良好沟通，带领员工实现任务目标；对下属的不合理反馈可以进行有效沟通，充分担责；可以向上级管理层清晰反馈任务进度，以及根据难点提出自己的应对策略及所需要的资源支持。

一线员工的领导力。普通员工也是需要领导力的，员工工作时需要主动讲出自己的疑惑；对承诺了的事情就努力完成，如果无法完成就尽早上报；做事情不一定要有成果，但需要有结果，不能不了了之；员工之间沟通交流时需要对事不对人，不要将个人情绪带入其中；对于事情的责任承担自己需要承担的部分，不推卸责任，也不揽责任。

总部员工的领导力。总部员工是一群特殊的员工，他们是临床团队所需要依靠的力量，所以他们更应该成为一支训练有素的队伍。他们需要科学地制定工作目标，需要有独立的分析思考能力，在做事执行时可以有计划有节奏地高效完成任务，也能够在相互尊重的前提下进行良好的团队互动和沟通，最后在遇到工作困难时也可以准确反馈难点及其所需的资源。

总之，领导力不是"领导"专属，是每个员工都需要拥有的素质。

案例

QS齿科对门诊一线员工的领导力总结了一些直白的易懂的价值观表述。一共5个词，20个字，表述含义由表及里，层层递进（图7—7）。

员工行为价值观

有话就说
•勇于讲出工作中自己的想法或困扰

言而有信
•答应自己能做到的事情

有头有尾
•做事叙事要有结果

就事论事
•只针对相关的事情，不针对人

承担己任
•勇于承担自己应担的责任

图7—7　员工行为价值观

有话就说，就是鼓励员工在工作中无论遇到什么样的困扰或者想法都直截了当地表达出来，即使是类似工资这样的话题，也要大胆讲出来，管理层需要应对员工的各种问题。员工只要表达，问题就有机会得到解决，将问题主动说出口，而不要憋在心里让别人去猜，这是员工自主领导力的第一步。

言而有信，就是员工在有话就说的基础上，事先评估自己是否可以完成该项任务，如果可以完成，那就是答应并承诺，如果自己力所不能及，那么就大胆回绝，并由管理层另行寻找合适的人选来完成任务。所谓言而有信，就是不必轻易接受管理层安排的工作任务，事先合理评估工作任务是对门诊任务的负责。

有头有尾，员工以言而有信的态度接受了工作任务，那么就需要将该项工作做到有结果。这里的结果，并不一定是成果，如果尽自己的能力而无法达到理想的成果，也是好的结果。而有头无尾，则是工作开始之后，后续任务不了了之，甚至是销声匿迹了，这样的状态是不好的。做事需要有头有尾，同事之间交流工作状态也需要有头有尾，把事情的开始和结论讲清楚，让对方可以清晰地知道任务结果状态，是十分重要的。

前三项领导力内容均属于员工个体的行为，而就事论事，就涉及员工间的关系了。同事之间或者管理层面对下属讨论具体工作时，一定需要避免针对某个人。人非圣贤，孰能无过，不针对人是员工间相处的基本素质。仅讨论事情的是非对错，与人无关；

最后一项领导力更多地体现在管理者身上，即承担己任，就是要勇于担责。但是这里需要澄清的是，应该承担自己应担的责任，如果一味"盲目"地承担各种事情的责任，也是一种不负责任的体现。

举例：某集团总部准则

ZJ 口腔集团，拥有 20 余人的总部团队。为了使总部工作更高效有序，完成可以真正服务门诊的工作任务，践行小总部、大门诊的目的，集团管理层制定了总部员工的工作准则。这套工作准则是以工作执行过程中的各个阶段为线索制定的（图 7—8）。

工作准则

制定目标 SMART
分析思考 MECE
高效执行 PDCA
团队沟通 GAS
准确反馈 TEDI

图 7—8 工作准则

工作开始阶段，需要以 SMART 原则制定合理的工作目标。所谓 SMART 原则，就是在设定目标时，就是需要满足五个标准：Specific（具体的）、Measurable（可衡量的）、Achievable（可达成的）、Relevant（相关的）、Time-bound（有时限的）；

工作开始后，面对具体问题需要进行分析思考，需要用 MECE 原则来提示自己的分析是否全面或是否有重复。所谓 MECE（Mutually Exclusive, Collectively Exhaustive）原则就是相互独立、完全穷尽的意思，也就是无重复、无遗漏；

工作执行的过程中需要高效完成，符合 PDCA 的原则。PDCA，又称戴明环，是 Plan（计划）、Do（执行）、Check（检查）、Act（处理）的简称。在戴明环中，每个阶段都有其特定的任务。计划阶段主要是确定目标和采取的策略，执行阶段是按照计划执行，检查阶段是对执行的结果进行评估，最后处理阶段是对检查的结果进行处理，包括对成功的经验进行肯定和标准化，对失败的教训进行总结和引起重视。

在工作执行过程中免不了和其他成员进行沟通，尤其是总部成员与临床医疗团队进行沟通时需要特别注意方式方法，需要按照精益思想中的 GAS 原则来进行，即 go and see（去现场看看，不要在办公室臆断），ask why（主动交流原因，不要只看表象），show respect（与员工交流展示出足够的尊重）。

最后就是在工作中如果遇到困难，需要向管理层求助时，需要以 TEDI 原则的方式来进行反馈，即 Tell me what is the problem（向我描述一下问题），Explain what is the reason（解释一下可能的原因），Describe your next plan（描述一下即将进行的下一阶段的工作计划），If you need any of my support（提出是否需要管理层的帮助或支持）。

7.3 口腔门诊内运营数据分析体系

管理，就是管人理事。口腔门诊的事务繁多，能够透彻地看清各类事情的本质的分析方法就是进行数据分析。以数据为依据，就是以事实为依据。建立强大的口腔门诊内运营数据分析体系，是进行科学理事的必由之路。

7.3.1 口腔门诊内运营分析数据源

进行口腔门诊内运营数据分析体系的搭建，第一步就是要获取客户就诊全流程中的数据源。这个数据源的概念是在发生每一步相关的行为动作时第一时间可以记录下来的原始状态的数据，而不包括任何经数学演算之后得出的数据。所以，数据源的获取，与门诊所使用的信息系统工具高度相关。很多基础的数据源，就是在信息系统工具的使用下才可以方便获取或者才可能产生有意义的数据源。有的时候，信息系统工具已经产生了大量的数据源，但是并没有被口腔门诊的管理者所注意，管理者在想要获取某些数据信息的时候又重新令员工去人工获得，既费时费力又不准确。所以学习和充分了解口腔门诊信息系统工具可能产生的数据源很重要，口腔门诊的管理者可以在此基础上方便地做后期演算加工，以便得到更有意义的结论。

口腔门诊内运营数据源的数据节点可以分为五大类：患者静态信息标签数据库、预约信息数据库、就诊流程数据库、收费信息数据库以及回访信息数据库。这五类数据库中所含的数据源类型列于图7—9中。当然，根据所使用的信息系统工具的不同，可能还会有更丰富的数据源信息产出。但是图7—9中所列数据库信息基本已经涵盖了后续做各类内运营宏观数据分析所需要的数据源。口腔门诊的管理者，在实际分析这些数据源时，主要需要注意在系统中各类数据源的准确的定义。比如，应收金额，就是系统中处置单据上的原始金额总和。

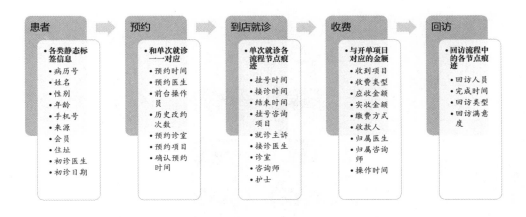

图7—9　口腔门诊就诊过程中对应的数据节点信息

另外，门诊的管理者也需要了解具有实际意义的门诊运营数据指标是如何根据这些数据源运算得出的。比如，初诊人数，就是在指定的时间段内，按照初诊病历号进行检索，将挂号时间落在指定时间段之内的人数进行加和得出。

当然，大部分门诊管理信息系统已经提供了丰富的数据报表。但是，口腔门诊的管理者如果需要自行分析一些运营数据指标时，就需要对数据源的结构做详细的拆解和分析。

7.3.2 数据中心的四层结构

数据源就是一个信息宝藏，带着分析思考的视角，可以挖掘出很多有意义有价值的结论来。根据这些数据源，我们进行数据体系的搭建，可以思考的维度有：数据是以金额作单位还是以人数／人次作单位，数据的获取是需要员工手动录入还是系统后台自动截取，数据的产出是需要有处理加工的时间定时产出还是可以实时自动产出，以及数据分析展示的结果是数字的形式还是图表的形式，如图 7—10 所示。

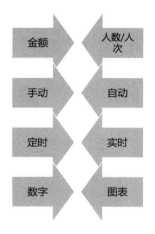

图 7—10　数据搭建的思考维度

一个完整的可以为临床团队进行全面赋能的数据中心，在搭建时，我们是需要分四层结构进行建设的（图7—11）。

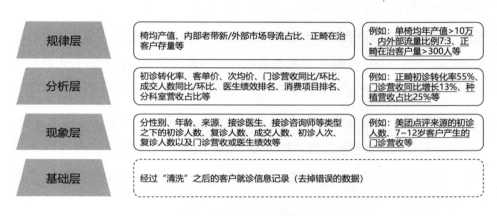

图7—11　数据中心的四层结构

最底层的结构是基础层。它是依托上一小节中所讲的数据源为信息节点，是将每一个客户的就诊全流程信息准确记录下来的基础数据。当然，由于有人工录入信息的差错，或者系统功能使用的差错，会导致部分基础数据需要经过人工的"清洗"之后才能变得准确，才可以进入下一层次的数据处理和加工。

基础层之上的结构是现象层。它是基于基础层的数据库，只做数据统计加和之后得出的对于口腔门诊内运营表现现象的结果呈现。比如初诊人数、复诊人数、门诊营收等各类数据结果。

现象层之上的结构是分析层。它是在现象层数据的基础上，做各类数学运算得出的有直接分析意义的结果。比如成交率、门诊营收同比、客单价等指标。分析层的数据，很多是可以拿来用作口腔门诊的运营指标的，管理者可以根据这些指标的实际结果来观察门诊运营的健康状态。

分析层之上的结构是规律层。它是在分析层各类数据结果的基础上，经过大量数据的总结迭代，总结出的规律性的数据指标，从数学算法上看，规律层的数据是需要做统计学数据拟合的。适合作为规律层的数据指标并不多，这些规律数据必须在行业内或长期的时间段内有可"收敛"的数学期望值才可行，比如椅均产值，是一个规律层的数据指标，一般说来，单椅位的月均产值在10万元的门诊经营状态算是不错的。

搭建数据中心的目的是为了给口腔门诊的管理者提供有意义的信息反馈。而按照四层结构的办法去搭建数据中心，会将门诊内运营管理的全套数据纳入其中，门诊管理者任何分析需求，在这样的数据中心中均可以找到答案。

7.3.3 数据作图法

口腔门诊的管理者在做数据分析时，还需要增强使用图表进行分析的能力。多数门诊管理者只会看数字，对于作图缺乏一些基础概念。事实上，学会作图和看图，对于门诊运营的宏观趋势的更好把握具有重要作用。这里我们列举了一些口腔门分析中可以常用到的图表类型以及适合的分析场景（图7—12）。

折线图。比如展示每个月的营收状况。因为这是数据本身的呈现，而且需要看营业收入高低的变化趋势。像这样的数据指标比较适合用折线图来表示。

柱状图。当营收业绩做了拆分时，则适合用柱状图去表示。当其拆分成不同的科室或者不同的治疗项目时，我们需要在不同类型的对比当中，一目了然地看出哪个科室或者哪个治疗项目产生的业绩最高或者最低，使用柱状图就可以很直观地看到对比结果。

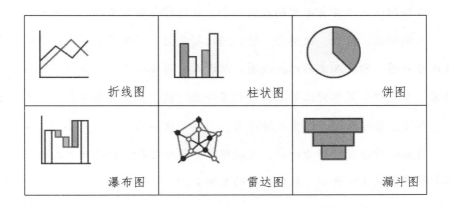

图7—12　口腔门诊运营数据分析常用作图法

饼图。如果要看整月业绩中某个项目的贡献程度有多少，就需要用到饼图。饼图是一个百分比的表示形式，可以很直观地看到单独项目在整体的占比情况。

瀑布图最适合用于做同比或环比分析。将各个组的增长或减少的情况拆解出来。比如做同比分析时，发现总业绩同比增长了10%，但是增长的10%是从哪里来的，假设正畸科增长了20%，综合科降了10%，那这样的信息就最适合用瀑布图表达。

雷达图，它的样子像蜘蛛网一样。比如各科室之间的转诊人次，雷达图的角是某个科室，图中可以用虚线实线表示转出人次和转入人次，这样就可以清晰地看到哪个科室转出或转入人次最多。

漏斗图，是一个上宽下窄的漏斗的形状，适合看从初诊—有意向—成交—转介绍这样递进的分析，可以直观展示出诊人数、成交、转介绍等的数据流转。

案例

口腔门诊内运营有丰富的数据组合，可选的运营数据指标举例如下：

当期营收、椅效、次均价、营收同比折线图、累积营收同比柱状图、患者来源分布图、初诊人次同比折线图、就诊人次同比折线图、重点项目当期同比排名、重点项目累积同比排名、累积正畸病例数、累积种植体数量、累积冠数量、科室业绩分布图、医生业绩排名、门店营收排名等。

在做门诊运营数据分析时，可以将这些指标进行组合排列做成看板大屏，面向管理层做宏观展示。数据大屏的案例如图7—13所示。

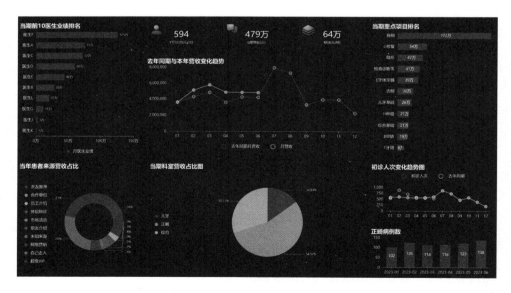

图7—13　数据大屏举例

7.4 变革管理

在第一章中我们就讨论过，口腔门诊的内运营管理总体可以有两种阶段，分别是稳态管理和变革管理。总体来说，稳态管理应该成为口腔门诊的日常工作的正常状态，是最符合医生小团队临床工作的稳定状态。但是口腔门诊也不会一直停滞不发展，内部外部环境都会发生一定程度的变化。当积累到一定程度时，就需要开展变革，而变革的目的就是为了实现下一阶段的稳态。变革管理的目的就是需要在有限的时间内调取重点的资源来确保变革的成功。

7.4.1 变革管理八步法

变革管理，是需要在科学的方法学指导下进行的。精益六西格玛的项目，也是变革管理的一种。然而，变革管理本身是一类更大的概念。

实施变革，是很困难的一件事。通过重大的组织变革，一些组织极大地适应了环境的变化，一些组织提高了自身的竞争优势，还有一些组织创造了美好的未来前景。但是，对于大多数组织而言，改善情况是令人失望的，以至于公司陷入困境，造成资源浪费，员工士气低落、萎靡不振。全球领导力大师约翰·科特在他的著作 *Leading Change* 《领导变革》一书中指出组织变革失败的几种原因：未能消除自满情绪，未能创建足够强大的领导联盟，低估了愿景的力量，对变革的愿景沟通不足，没有及时清除变革的障碍，没有创造一个又一个短期胜利，过早地宣告胜利，忽略了将变革融入公司文化。

约翰·科特进一步指出了成功领导变革的八个步骤：

一是，树立紧迫感。评估市场和竞争现状，找出并讨论当前的危机、潜在的危机与重大的机会。

二是，组建领导团队。建立一个足够强大的变革领导联盟，让领导联盟像一个团队那样工作。

三是，设计愿景战略。创立愿景来引领变革，制定实现愿景的战略。

四是，沟通变革愿景。利用各种可能的方式持续地沟通新的愿景和战略，变革领导联盟要以身作则，树立榜样。

五是，善于授权赋能。清除变革障碍，改变阻碍变革愿景的制度系统和组织结构，鼓励冒险和非传统的观念、活动和行为。

六是，积累短期胜利。制订计划，以实现看得见的绩效改进，实现一个又一个的胜利，公开表扬和奖励为胜利做出贡献的人。

七是，促进变革深入。充分利用人们日益增长的对变革的信任，改变所有与变革愿景不匹配的制度、结构和政策。聘用、提拔和培养能够实施变革愿景的人。以新的计划、主题和变革方式，促进变革深入。

八是，成果融入文化。通过顾客导向和成果导向的行为、更多更好的领导及更有效的管理，创造更好的绩效，阐明新的行为与组织成功之间的关系，开发新的方法，确保变革型领导者胜任和代代相传。

变革管理和稳态管理都是口腔门诊需要面对和解决的管理问题。只做稳态管理，解决的只能是一些较小的问题，无法从根本上改变一些系统性的体系问题。只做变革管理，对团队的影响范围过大，缺少了一些细节性的团队习惯的养成。合理使用变革管理或稳态管理的手段，是对管理者对门诊问题本质的判断的考验，也是门诊管理者的内功（图7—14）。

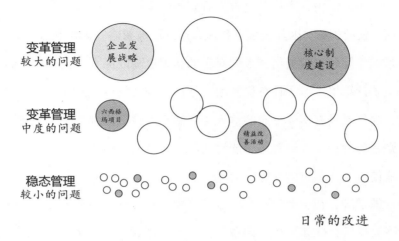

变革管理
较大的问题

变革管理
中度的问题

稳态管理
较小的问题

日常的改进

图 7—14　口腔门诊中的变革管理和稳态管理

7.4.2 口腔门诊内运营管理的软科学

20 世纪 70 年代初在日本举办的软科学讨论会上提出的定义是："软科学是一门新的综合性科学技术，它以阐明现代社会复杂的政策课题为目的，应用信息科学、行为科学、系统工程、社会工程、经营工程等正在急速发展与决策科学化有关的各个领域的理论或方法，依靠自然科学方法对包括人和社会政策在内的广泛范围的对象进行的跨学科的研究工作。"

软科学的研究对象是社会实践系统，即由各种相关部分综合而成的社会活动系统，而且必然是一种"人—事—物"的综合系统运动规律以及对系统整体进行优化领导和管理的理论、原理、原则与方法的综合科学。

在人类社会实践的各个领域中，人们所使用的工具和手段，一直存在着

"硬"与"软"两个部分，它们分担着不同的功能，并统一发挥作用。但是在很长一段历史时期中，人们总是首先看到硬因素、"实在东西"的作用，而对软的方面、软的因素，因其表现不明显，则往往被忽略。随着事物的不断发展，软的因素的作用越来越突出，人们对它的认识也随之深入。比较直观的一个例子就是电子计算机。电子计算机是由"硬件"与"软件"两部分组成的一个整体系统，硬件是具有实体形态的输入、存储、运算、控制、输出等结构装置；而软件则是各种程序、设置等功能性的部分。"硬"和"软"的部分需要协同运作才能使电子计算机的功能最大化。

同样的道理，在企业的运行中也有"硬"和"软"两个部分。"硬"的部分比较容易理解，比如厂房、设备、员工、资金等；而"软"的部分则是将这些实物有机结合并发挥最大功能的运营管理方式。在现代企业竞争中，"硬"的部分在企业间的差异越来越小，而集中体现于管理的"软"的部分显得越来越重要。

可以这样说，在口腔门诊管理三大核心能力中，医疗能力是"硬科学"，它需要培养有非常扎实专业功底的医生，医疗能力的建设是可以看得见摸得着的，可以直接评判好坏对错的；外营销能力也是"硬科学"，它的获客导流和品牌影响的成果是可以直接评价的，是可以感受得到的；而口腔门诊的内运营管理则是一门"软科学"，它是将门诊各类资源有效整合在一起的能力，是让各类资源可以充分发挥最大价值的能力，虽然内运营管理工作本身不容易独立剥离出来，但是它的重要性却非常大。在口腔行业竞争加剧的环境中，医疗能力和外营销能力这样"硬实力"都可以快速地被竞争对手学到并赶超，但是做好内运营管理后给口腔门诊不断沉淀下来的"软实力"是口腔门诊的核心竞争力。

人生的愿望就是长寿，保持健康的身体是每个人的普遍追求，而做好对自己的管理是保持健康的基本功。口腔门诊的愿望也是长寿，保持机构的长期稳定运行是每个口腔门诊以及客户的普遍追求，而做好口腔门诊的内运营管理就是保持口腔门诊健康的基本功。

参考文献

[1] 刘擎，等．软技能 [M].北京：新星出版社，2023.

[2] 珍妮・弗加维・贝格．领导者的意识进化：迈向复杂世界的心智成长 [M].陈颖坚，译．北京：北京师范大学出版社，2020.

[3] 约翰・P.科特．领导变革 [M].北京：机械工业出版社，2021.

[4] 保罗・R.蒂姆．客服圣经 [M].韦福祥，张晓，等译．北京：机械工业出版社，2022.

[5] 李玉卿．牙科门诊管理之路 [M].沈阳：辽宁科学技术出版社，2022.

[6] 林斯基．调适性领导力：与复杂世界共变的实践与技艺 [M].陈颖坚，黄意均，译．北京：北京师范大学出版社，2023.

[7] 马克・格雷班．精益医院：世界最佳医院管理实践 [M].张国萍，王泽瑶，等译．北京：机械工业出版社，2018.

附录　口腔门诊内运营管理实用思维工具

跨职能流程图

跨职能流程图（cross functional process map），又称为泳道图，是一种特殊的流程图，用于明确流程环节所属的阶段、流程环节负责人、组织机构或部门。它能够展示工作流中每个步骤涉及的职能部门和工作事项。绘制跨职能流程图的步骤如下：

★ 确定参与部门：首先明确流程图涉及的部门或组织。

★ 确定流程阶段：明确流程的各个阶段，每个阶段需要完成的任务。

★ 确定负责人：确定每个阶段的负责人，或者负责完成特定任务的部门。

★ 确定活动：在不同部门 / 责任人处理的不同任务阶段，会有不同的活动进行对应。

★ 绘制泳道图：按照以上确定的部门、阶段、负责人和活动，按照相对应的图例原则进行绘制：圆圈表示起始和结束的动作，矩形框表示过程中的动作，菱形用以表示需要做出判断的流程节点。

跨职能流程图在口腔门诊工作中有很多应用，在分析人流、物流、信息流等方面，通过绘制和理解跨职能流程图，可以更好地明确每个环节的责任部门，增强员工间的信息同频，减少部门间的沟通误解，提升团队的协同效率。

绘制跨职能流程图时，如果反映的是现状的流程，则为 IS Map[1]，如果反映的是未来期待的理想流程，则为 SHOULD Map[2]。

---

[1] IS Map: 现状流程图。
[2] SHOULD Map: 理想流程图。

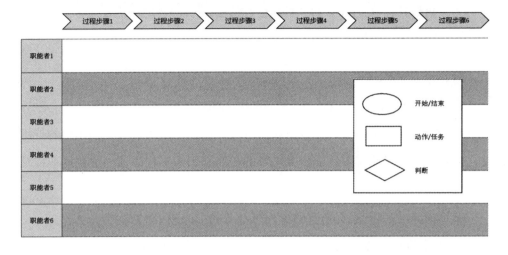

跨职能流程图

人机对动图

人机对动图（machine-people integration analysis），是在制造业中对流水线上各岗位进行协同工作的分析工具。它可以直观地将机器运行的时间段和各岗位工作的状态在一张图上同时显示出来，并且分析出人工浪费的时间和机器可以进一步提高利用率的潜在机会。

人机对动图是以时间尺度反映在"流水线"上工作的各岗位的协作合理性的工具。图表的两个维度分别为"时间"以及"职能岗位/机器"，通过在时间尺度的细分，将人和机在不同时间区间中的状态描述出来，并做平行对比，可以看出各职能的工作状态，直观地分析出工作效率的高低，并可以推演出改进的方向。

　　在口腔门诊的实际应用中，"机器"一般特指牙椅，"人"一般指在牙椅旁工作的医生及其助手。在绘图时，可以把需要关注的牙椅在图中标出，然后将在这几台牙椅旁工作的医生及助手也同时标注出来。客户可以认为是流水线上的产品，在牙椅列和医生助手列上分别绘制出客户实际占用的人和机的时间段。如果在图中发现存在人或机空闲的时间段，就说明就诊流程中有可以提升效率的机会点。

　　在人机对动图的读图过程中，需要按照纵轴的时间列依次向下对比观察。在时间列中，时间间隔越细，可反映的有效信息就越丰富。下图就展示了一个实际的人机对动图的样例。

人机对动图样例

时间	正畸医生	助手1	牙椅1	助手2	牙椅2	助手3	牙椅3	时间
0:01:00	为患者1确定治疗方案	辅助配诊	使用中	助手等待	患者等待	助手等待	患者等待	0:01:00
0:02:00								0:02:00
0:03:00								0:03:00
0:04:00			使用中		使用中		使用中	0:04:00
0:05:00	为患者2确定治疗方案	口腔宣教		辅助配诊		辅助配诊		0:05:00
0:06:00			患者等待		使用中		使用中	0:06:00
0:07:00	为患者3确定治疗方案	助手等待		口腔宣救		口腔宣救		0:07:00
0:08:00					患者等待		患者等待	0:08:00
0:09:00			使用中	助手等待		助手等待		0:09:00
0:10:00	为患者1进行口内治疗操作	辅助配诊						0:10:00
0:11:00								0:11:00
0:12:00								0:12:00
0:13:00								0:13:00
0:14:00								0:14:00
0:15:00								0:15:00
0:16:00	为患者1进行医嘱	助手等待	空置					0:16:00
0:17:00								0:17:00
0:18:00								0:18:00
0:19:00	为患者2进行口内治疗操作	空置		辅助配诊	使用中	辅助配诊	患者等待	0:19:00
0:20:00								0:20:00
0:21:00			患者等待					0:21:00
0:22:00		助手等待						0:22:00
0:23:00								0:23:00
0:24:00	为患者2进行医嘱			助手等待		助手等待		0:24:00
0:25:00								0:25:00
0:26:00								0:26:00
0:27:00				空置		空置		0:27:00
0:28:00	为患者3进行口内治疗操作				患者延误		使用中	0:28:00
0:29:00								0:29:00
0:30:00				助手等待		辅助配诊		0:30:00
0:31:00			使用中		患者等待			0:31:00
0:32:00								0:32:00
0:33:00								0:33:00
0:34:00								0:34:00
0:35:00	为患者3进行医嘱	辅助配诊				助手等待		0:35:00
0:36:00								0:36:00
0:37:00								0:37:00
0:38:00						空置		0:38:00
0:39:00								0:39:00
0:40:00	为患者4确定治疗方案						患者延误	0:40:00
0:41:00		辅助配诊	使用中	助手等待	患者等待			0:41:00
0:42:00								0:42:00

责任矩阵

责任矩阵（RACI Matrix）是一种用于明确任务责任分配的工具，可以帮助团队成员清楚地了解自己在项目中的角色和职责。责任矩阵应用于项目管理中，可以帮助项目团队明确任务责任，提高项目的执行效率和协同能力；应用于组织架构中，可以帮助明确部门间的协作关系和责任分配，提高组织的协同效率；应用于流程优化中，可以帮助明确流程中各个环节的责任和参与角色，提高流程的效率和质量。

责任矩阵中的 RACI 是四个英文单词首字母的缩写：responsible（负责）、accountable（担责）、consulted（咨询）和 informed（通知）。

responsible（**负责**）	负责执行任务的角色，他 / 她具体负责操控项目、解决问题
accountable（**担责**）	对任务负全责的角色，只有经他 / 她同意或签署之后，任务才能得以进行
consulted（**咨询**）	拥有完成任务所需的信息或能力的人员，他们可以在任务的某些阶段提供专业建议
informed（**通知**）	需要及时被通知任务结果的人员，但他们不必向他 / 她咨询、征求意见

制作责任矩阵的步骤如下：

确定任务清单：辨识整个流程、找出各项活动，将它们记录在 RACI 表的左侧。

确定角色清单：辨识流程、活动中的所有角色，将它们记录在 RACI 表的上方。

填写矩阵表：辨识每一个流程、活动的角色（R，A，C，I），将相应的角色填入活动对应的单元格中

审核和检查矩阵表的合理性：每一个活动必须存在 R 和 A 的角色，且只有一个 A 角色。

R 负责任务执行 A 最终批准决策并对结果承担责任 C 在执行任务时必须咨询 I 必须知晓任务的进展	职能者 1	职能者 2	职能者 3	职能者 4	职能者 5	职能者 6
任务项目						
任务 #1						
任务 #2						
任务 #3						
任务 #4						
任务 #5						
任务 #6						
任务 #7						
任务 #8						
任务 #9						
任务 #10						

责任矩阵样例

甘特图

甘特图（Gantt chart），又称条状图，是一种以时间为横轴，活动为纵轴，通过线条的形式展示任务计划在什么时候进行，以及实际进展与计划要求的对比的工具。它直观地展示了任务的进展情况，帮助管理者更好地预测时间、成本、数量及质量，并考虑人力、资源、日期、项目中重复的要素和关键的部分。

制作甘特图的主要步骤如下：

创建任务表：在表格中填写任务名称、持续时间、关键节点等信息。

选择甘特图模板：可以选择专业的甘特图模板，如 Microsoft Project 等，也可以选择利用简单表格进行绘制。

编辑任务计划：在模板中填写和编辑任务数据，如任务的开始时间、结束时间、持续时间等。

编辑任务进度：在任务进行的过程中，实时维护各项任务的进度状态，可以用绿色表示任务一切正常，黄色表示任务有延期的风险需要被关注，红色表示任务可能无法开始或需要被更改替换等。

在制作甘特图时，管理者需要经过宏观统筹思考进行每项任务的合理时间规则，以及在过程中对各任务进度的实时反馈及调整。可以说，只要做好一张甘特图，整个项目管理的工作就"尽收眼底"了。

工作任务	责任人		第一周	第二周	第三周	第四周	第五周	第六周
		计划						
		实际						
		计划						
		实际	绿					
		计划						
		实际		黄				
		计划						
		实际			红			
		计划						
		实际						
		计划						
		实际						
		计划						
		实际						
		计划						
		实际						
		计划						
		实际						
		计划						
		实际						

甘特图样例

利益相关者分析

利益相关者分析（stakeholder analysis）是一种用于分析与客户利益相关的所有个人和组织的工具，帮助客户在战略制定时分清重大利益相关者对于战略的影响。利益相关者是指与客户有一定利益关系的个人或组织群体，可能是客户内部的（如雇员），也可能是客户外部的（如供应商）。

利益相关者分析可以用于项目管理过程中。项目交付成果可能会影响某人或组织，同时这些人或组织会做出相应行动来影响项目的推进。项目管理中利益相关者分析的目的就是找出这些人或组织，制定沟通策略，从而使其利于项目的推进。

利益相关者分析主要分为四个方面：

利益相关者对该项任务的支持程度，可以按照五个等级来评价打分，强烈反对、反对、中立、支持、强烈支持。

对利益相关者的行为评论，描述他们顾虑的问题和关注点，以及对这些反馈的问题进行合理性评价。对于他们提出的问题可以从三个维度进行评价，事实（facts）——问题被证实为真，意见（opinions）——问题仅为他们提出的改进方向，猜测（guesses）——问题为他们的主观想象可能与实际不符。

制定对利益相关者的影响策略，提出所需要获得的支持或帮助，以及在此基础上明确下一步与他们的沟通或协作的行动策略。

在影响策略之下，对利益相关者的价值主张有何变化，他们可以得到什么，以及他们将会失去什么？

在口腔门诊的利益相关者分析中，比较重要的利益相关者是医生。需要在推进任何任务时注意分析各医生的价值主张，选择合适的影响策略来进行沟通和协作，而不能简单粗暴地以管理指令加以约束或要求，因为口腔门诊是由医生来主导的。

利益相关者	支持程度			对利益相关者的行为评论		对利益相关者的影响策略		价值主张	
	强烈反对	反对	中立	支持	强烈支持	他们顾虑的问题和关注点	合理性评价：事实、意见、猜测？	需要获得支持或帮助	行动策略	他们能得到什么？	他们会失去什么？

利益相关者分析